《伤寒论》
入门导读

崔章信 编著

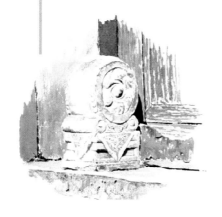

人民卫生出版社

图书在版编目（CIP）数据

《伤寒论》入门导读/崔章信编著．—北京：人
民卫生出版社，2015

ISBN 978-7-117-21343-1

Ⅰ.①伤… Ⅱ.①崔… Ⅲ.①《伤寒论》—研究

Ⅳ.①R222.29

中国版本图书馆 CIP 数据核字（2015）第 222886 号

人卫智网	www.ipmph.com	医学教育、学术、考试、健康，
		购书智慧智能综合服务平台
人卫官网	www.pmph.com	人卫官方资讯发布平台

《伤寒论》入门导读

编 著：崔章信
出版发行：人民卫生出版社（中继线 010-59780011）
地 址：北京市朝阳区潘家园南里 19 号
邮 编：100021
E - mail：pmph @ pmph.com
购书热线：010-59787592 010-59787584 010-65264830
印 刷：北京虎彩文化传播有限公司
经 销：新华书店
开 本：850×1168 1/32 印张：7.5 插页：2
字 数：188 千字
版 次：2015 年 12 月第 1 版 2024 年 4 月第 1 版第 4 次印刷
标准书号：ISBN 978-7-117-21343-1
定 价：24.00 元
打击盗版举报电话：010-59787491 E-mail：WQ @ pmph.com
质量问题联系电话：010-59787234 E-mail：zhiliang @ pmph.com
数字融合服务电话：4001118166 E-mail：zengzhi @ pmph.com

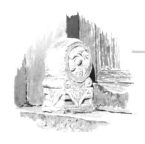

作者简介

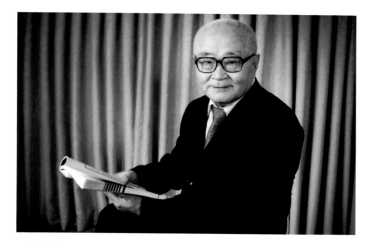

崔章信，男，80岁，山东德州人，主任医师。全国第二批老中医药专家学术经验继承工作指导老师，北京同仁堂集团公司中医医院中医大师，原任聊城市中医医院院长，山东聊城市中医学会理事长。中医世家出身，毕业于上海中医药大学，曾在山东、北京、莫斯科行医。先后赴美、澳、俄及欧洲等十国出诊、考察。发表论文30余篇，专著一部，待出版三部，参编六部专著，获国家专利两项，获山东科技先进工作者奖项。临床60余年，擅治心脑血管病及内妇儿疾病，并授徒习中医，甘为孺子牛。

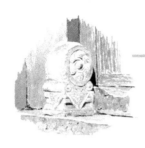

序

　　《伤寒论》原文言简意赅，有必要逐字逐句加以详细诠释，阐明文意，这样，才能吸引初读者的兴趣，从启蒙入门，逐步读懂原著，理解经典的深邃内涵。崔章信教授的《〈伤寒论〉入门导读》，正是这样一部佳作。书中于原文之后，直接写出一段解释文字，读起来方便易懂，能化深奥为平易而引人入胜。

　　通读全书，文字表达准确而通俗明了，字里行间透出作者扎实的中医学术功底与严谨的治学作风。作者本意是为了授徒，并替热心的"中医迷"解惑、答疑。作者称此书是专为"中医迷"写的著作。然而，这部学术著作客观上超出了作者的初衷，实质上已经迈入学科专业研究的殿堂。

　　《伤寒论》问世近两千年，无数医家研究、注释、发挥，经历了长期的学术研究积淀，经过庞大的学者群体的耕耘，《伤寒论》研究已成就为一门医界显学——伤寒学；犹如文艺界《红楼梦》研究之"红学"。当下，人们正趋向于以现代科技的手段，汲取阐释学的研究方法，深入开展对经典的研究开拓。而崔教授的这部著作，以其多年的临床经验，宝贵的出自实践的心得体会，认真加以总结提炼，堪称为伤寒学添砖加瓦之作。

　　我和作者是上海中医学院同班同学，有感于学兄在埋头行医看病 50 年之后，毅然辛勤作耕，特书数语，聊充弁言。

王致谱 2014 年春
于中国中医科学院医史馆

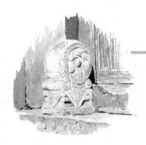

内容提要

　　查考历代研究《伤寒论》者不下 500 家，计有脏腑、经络、气化等学说，使《伤寒论》成为近两千年指导中医临床实践的经典巨著。本书作者八十高龄，以自己多年临床经验，深入浅出，阐释医理，妙解医典。本书既能够帮助刚入门的中医迷轻松理解《伤寒论》，也能帮助中医医、教、研工作者将理论灵活运用于临床实践。

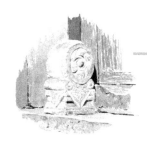

前　言

　　我出生于中医世家，从小生长在悬壶济世的临证环境中。1963年，毕业于上海中医学院，有幸师承江南名医程门雪等中医大家，系统地学习中医理论和临床经验。工作半个世纪以来，一直在从事中医临床工作，一直在从事研究和带教工作，一直在探索中医学之理。退休前任山东聊城中医医院院长。今年，我80岁了，仍然作为国家级名老中医，北京同仁堂中医大师每周坚持坐诊一天时间。回想这辈子，我在用一生时间探索医理，诠释中医。

　　中医讲传承，我喜欢和学生、徒弟交流，就像当年父辈和师长教我一样。这种传统，犹如胎儿通过脐带和母亲的血肉相连的关系一样，形成了中医师生之间的默契和融洽关系。同时，教学相长，与学生一起，致力于将传统的中医学术与现代医学对接，将中医理论和《伤寒论》辨证论治精神运用于临床疑难杂症中。看到当年自己培养的徒弟，有的已经成为当代名老中医，心里很欣慰。

　　晚年退休后，和老伴一起来北京跟孩子一起生活，享受天伦之乐。因为我身体较好，不肯在家静养，常年在中医专家门诊（同仁堂中医医院、同仁堂老药铺医馆等）上班。为了汲取现代医学的经验以及让世界更好地认知中医，退休之后有几年在俄罗斯莫斯科工作，并且出国访问考察了九国。

　　近几年来，在门诊上，遇见了很多中医迷，谈到中医事业非常投机，大有"相见恨时晚"之感。他们建议我带徒，并且决心要拜我为师。发扬祖国医学，关键是培养人才，提升医学水平。现在我所做的一切工作，除了临床看病，救死扶伤以外，就是培养人才。于是，我就收了几个徒弟，这完全是双方自愿结合的师徒关系，没有增加政府的任何负担。我希望采用传统的师承办法，把徒弟们的兴趣转变为中医临证能力。

收徒目的：传承、发扬祖国医学；

带徒方式：跟师实践，个别点评；

收徒仪式：磕头拜师，终身为父。

总之，继承、吸收新旧带徒优点，指导带徒工作。师徒和睦相处，共同探讨中医学术传承，发扬祖国医学，贡献我们一份菲薄的力量。

由于徒弟们酷爱中医，是典型的"中医迷"，所以徒弟们的学习劲头足，积极主动，超乎寻常，如戏迷学戏一样，学习中医理论，学习临床。有的人辞去公职，专门抽时挤空，跟师门诊，实践看病。徒弟如此真心实意、如饥似渴地学习中医，从心灵上征服了我。因此，我也积极备课，想方设法教好学生。他们都有相当高的水平，有中医博士，也有西医主任医师，有公司老总，也有经济学博士等，其中不乏医学人才、经济学家、社会活动家、饮食大师等。

头磕了，师拜了，把我推上了虎背，可以说，我是骑虎难下了。想来思去，怎样带好徒弟呢？

我想从《伤寒论》下手。《伤寒论》可说是中医四部经典中最常用、最经典、最有指导临床价值的著作，是历代从事中医事业者，终生捧读的最佳理论和临床辨证论治的宝书。人生，花一辈子的精力，攀登"辨证论治"的高峰，学透独立辨证，为人类解除疾苦，是值得的。

京剧戏迷，为繁荣京剧艺术作出重要的贡献。我想，中医迷也一定能为繁荣中医学术，做出超乎人们想象的伟大贡献！

江南名医、上海中医学院（1970 年后改为上海中医药大学）

程门雪院长，在 1957 年级毕业大会上，对我们谆谆教导：你们毕业之后，要虚心面向临床学习，不要过早地发表论文和著作，以免将不成熟的观点和经验，传授给后人，造成不可挽回的损失。时过半个世纪，他老人家的教诲之声，犹如醍醐灌顶，记忆犹新。

我年近八十，风风雨雨，经历了许多事情，回顾往事，总觉得师徒感情好，它经得起历史的考验，可以跨越历史时期而不渝，是人间不可多得的感情。因此，我愿意同徒弟们在一起探讨学术，提高临床水平。

处世哲学，我信奉"授人以鱼，不如授人以渔"的寓意。我认为"授徒以鱼，不如授徒以渔"。教会徒弟织网打鱼技术，他们就会长期有鱼吃。犹如中医带徒为社会培养一大批合格中医人才，就会长期给患者看病。因此，我想给后人撰写一本中医迷版《伤寒论》入门导读，贡献给社会各界中医迷们，使他们看得进去，容易理解掌握，便于临床参考使用，并且回答有关《伤寒论》的诸多难题，为中医传承事业做点实在工作。

很早以前，就想做此事。但是，总觉得程老院长的教导，是有重要指导意义的，不敢贸然行事。现在考虑起来，再不动手，踏踏实实地撰写，恐怕有效的年龄，就一闪而过了。故必须马上动手，力争早日付梓。

一、学习《伤寒论》的困难之处

那么怎样学习《伤寒论》呢？根据我的了解，过去学习《伤寒论》的人，大多感到困难，开始学习时满腔热情，但是很难坚持到底。考究其因，主要有三：

一是原文说理深奥，而且说理亦少。即使说理，也极简短，三四个字即了，充其量最多不过五六句话说理，使我们颇感难以理解。

二是对"有诸内，必形诸外"的原理，阐述过少。因为此原理，是一条不变的原理，近两千年来，中医临床看病，就是根据这条原理遵照《伤寒论》实施"辨证论治"的，即以四诊收集资料，按中医理论，分析归纳，求得病证，据证论治，选方择药，予以个体化治疗。至今，五脏（心、肝、脾、肺、肾），六腑（胆、胃、小肠、大肠、膀胱、三焦），及其卫营气血学说与现代内脏学相比，其解剖、生理及病理学，是大同小异的。

五脏生理：心主血脉、神志；肺主气，司呼吸，主宣发和肃降，通调水道，朝百脉，主治节；脾（含胰）主运化，主升清，主统血；肝主疏泄，主藏血；肾主藏精，主水，主纳气。

六腑生理：胆主相火，储存和排泄胆汁，以帮助脾胃消化吸收等；胃主受纳，腐熟水谷；小肠主受盛和化物以及泌别清浊；大肠主传导；膀胱主储存和排泄尿液；三焦无独立生理功能。

奇恒之府生理：女子胞主孕子女。有关大脑，中医理论记载少，但是奇恒之腑，又为大脑作了补充。《灵枢·海论》曰："脑为髓之海"，因肾藏精，精生髓，髓之海为脑。并曰："髓海有余，则轻劲有力"，"髓海不足，则脑转，耳鸣……眩冒，目无所见。"此对脑之解剖、生理、病理学作了概括的论说，为临床提供了补肾健脑的治疗依据。

但是对五脏中之"脾"，质疑颇多。其实，《难经》四十二难清楚地记载"脾重二斤三两，扁广三寸，长五寸；有散膏半斤，主裹血，温五脏。"前句话是说脾脏，后句话是说胰腺。因为胰腺之尾，接触脾门。因此，完全可以推断"散膏"即是胰腺。并说其生理作用为"主裹血，温五脏"。这样对脾脏生理功能又做了补充。脾脏有关主运化（水谷精微物质即胰脾合作，提供的水谷精气，主持生化气血滋养五脏六腑，且主统血），并主升清，有可能指胰腺的功用。

中医学，说到家就是凭靠五脏六腑经络学说，不断吸取自然科学知识，充实、完善自身，发展到今天，而立于不败之地。否则，丢了"有诸内，必形诸外"之原理，就如"皮之不存，毛将焉附"？

　　人之生命力，也基于五脏六腑经络学说，在于"推陈出新"、"吐故纳新"，即现代之新陈代谢。其实是五脏六腑经络协同完成的。消化吸收输送各种营养物质，是靠胃之受纳腐熟；胆之疏泄胆汁，帮助消化；脾（含胰腺）主健运化升清之用；小肠主分清泌浊。总之是胃、胆、脾、小肠共同配合协作完成消化吸收功能的。大便排泄渣滓或有毒物质，是靠小肠分清泌浊，大肠传导，协同完成的。小便排泄无用或有毒物质，是靠肾阳温煦，膀胱气化，津液化生尿液，由膀胱与肾气配合排出小便。汗液排出无用或有毒物质，由肺和膀胱协作完成，因肺主皮毛，膀胱为六经藩篱，主持肌表。由于卫气营血配合，汗孔张开，排出汗液以带走热量以维持机体恒温，保障正常新陈代谢，维持生命生理活动。制造合成一些有用物质（营养、酶类、免疫激素等），因肝肾同源，肝藏血肾藏精，在脾（胰）的协助下完成。同时，因肝藏血藏精，与肺吸入之氧气燃烧产生一定量的热量，维持人体恒温。四肢加强活动，促使由营血运输来的营养物质与氧气燃烧，亦产生大量热量，维持人体恒温，总之，恒温用以保证正常的新陈代谢和生命活力。

　　三是过多强调以先秦哲学为中医理论指导，很少运用"自然科学知识"，或者很少吸取现代科学，阐明人体生理、病理问题，容易使人误解中医不科学，是伪科学。其实，中医学是一门以"自然科学知识"为指导的医学；其实《内经》、《易经》之阴阳五行学说，原始就是由"自然科学知识"不断积累而形成的。人类诞生以来，最早观日，阳光照射在地球上，命名为"阳"，其原始含义就是"光、热、动"；夜晚阳光消失后，命名为"阴"，其原始含义就是"暗、寒、静"。由此，人类进而探讨一年四季，寒暑变迁。同时，发现地球万物，包括生命体，皆由木火土金水五类物质所构成，并处于恒动之中，它们相生相克，维持相对平衡，于是就形成了阴阳五行学说。

显然，阴阳五行学说，是人类长期研究，积累的"自然科学知识"，并非纯属于哲学范畴，当然哲学家将其进一步研究，把阴阳五行学说，归为哲学范畴，是可以理解的。

欧洲16世纪文艺复兴运动，宗教思想受到了严重的冲击，人类思想得到大解放，各门自然科学蓬勃发展，创建了独立系统的自然科学。笔者认为，科学史的分期分类，文艺复兴运动之前称为"自然科学知识"，文艺复兴运动之后称为"自然科学"。"自然科学"是在"自然科学知识"的基础上，采用先进的实验器具，设计严格的控制条件，反复实验，反复印证，实践认可，于是就产生了现代各门自然科学。如人体解剖生理学、病理学、各门临床学等。

二、运用自然科学知识吸取"恒温理论"阐述《伤寒论》

根据以上学习研究《伤寒论》困难的原因，笔者试以"自然科学知识"为理论，重点吸收人体恒温理论，及使用体温表测体温的新技法，尽量多地加入因果关系，逻辑推理，阐释《伤寒论》。将每条经文，写成科技论说式短文。经文在括号外，阐释文在括号内，以示对经文的尊重。这样读起来一定好理解。对后人学习《伤寒论》是大有裨益的。

《伤寒论》，原为《伤寒杂病论》的一部分，以宋朝林亿版本为经典。是由东汉末年著名医学家张仲景所撰写的。后人将伤寒部分分出命名《伤寒论》。此后历经战乱散于民间，宋代政府组织收集散佚经文，经过林亿等人收集校定，借用雕版印刷技术，才得广泛流传，后世称"宋版本"。因历史年代久远，人事变迁，气候潮湿，此版本也腐烂虫蚀，难以保存。现代我们今天所看到的乃是明代赵开美等人的复刻宋本，又称"赵刻本"。现在我们看到的，尚有"成注本"及中医院校教材。其经典条文齐全，注解各具特色。但归纳起来，其理论特色，约有六种。

经络学说。《内经·热论》的六经辨证即是以经络立论的。宋代，韩祗和所著《伤寒微旨论》，就是以经络学说立论的。

此为以经络学说注解《伤寒论》的代表作。如太阳病之"头项强痛"，少阳病之"胸胁痛"，太阴病之"腹痛"、少阴病之"咽痛"等症状，皆为经络致病。

脏腑学说。仲景不仅以经络学说立论，而更重要的是以脏腑立论。"有诸内，必形诸外"。机体内有五脏六腑，外有四肢百骸。百病生于脏腑，其病象势必表现于外。仲景认为，若里气不和，风寒外邪，始犯皮毛，进而侵袭三阳经。若病不愈，再犯三阴经，即由皮毛到脏腑，由腑到脏逐渐深入。一部宏著，可说重点就是阐明脏腑疾病的。如三阳病涉及膀胱、肝胆、胃肠，三阴病涉及心肾肝脾等。

气化学说。以气化学说阐述《伤寒论》，其代表人物及著作为清代注家张志聪的《伤寒论集注》。还有张锡驹的《伤寒论直解》、黄元御的《伤寒悬解》、陈念祖的《伤寒论浅注》等。气化学说基本思想是运用自然界气候变化的规律，说明疾病的发生，流行及治法。《伤寒论》六经，与气候变化密切相关，故易经与气化学说相联系。

人体区域学说。其代表人物及著作为清代著名注家柯韵伯的《伤寒来苏集》。从立体概念出发，它将人体划归为六个区域，即将人体经络、躯体、脏腑划为六个区域。疾病发展趋势，由表入里，由浅入深。即由皮毛而肌肉，由胸而腹，由腑而脏。从立体观划分区域论述疾病，有其启发性。

阶段学说。以时间、过程观念，阐述六经，其代表人物及著作为近代祝味菊的《伤寒质疑》，提出阶段学说，认为以正邪相争，可分为五个阶段。现代岳美中教授亦赞成阶段学说，以疾病的动态变化，阐述六经辨证的恒动观。

综合学说。以上五种学说，各有侧重，从不同的角度阐明《伤寒论》之"辨证论治"精神，但各自又有局限性。因而不少学者，赞同综合学说。

应将气血、经络、脏腑、四肢、百骸、头脑等包含在内论述生理及病理变化，并结合病因、体质、感邪、证候特点，病机演变、立法方药等，即仲景之病证脉并治有一个完整的系统。

三、体温与三阳三阴之关系

历史总是向前发展，人们的认识总是有所更新。除了学习接受继承《伤寒论》的学术观点之外，我想谈谈个人的观点，目前，应用温度计，测量人的体温，有了精确标准，正常值体温 37℃左右。高于或低于正常值体温（即 37℃），体温就是不正常。用来研究《伤寒论》，解读六经辨证论治，体温的变化，大有帮助。在里气不和的情况下，风寒侵袭人体而发病，由肌表到脏腑，由三阳经到三阴经，人的体温变化是贯彻于始末的。其寒热变化，可归纳为十几个类型。实热证，如太阳病发热，阳明病壮热，少阳病寒热往来，以及温病发热，皆可测出来；实寒证，体温不高，且有短暂时间降低。病至三阴经，无热，测不出发热。但少阴热化证，有时可测出发热。但从阴阳偏衰，一直到阴阳离绝，体温逐渐下降可以测出。患者只是感觉怕冷，由皮肤到手足，到四肢厥冷，不断加重。

下见：阴阳证图示（＋代表阳，－代表阴）。

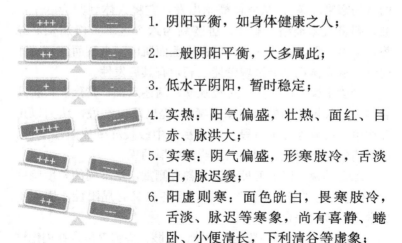

1. 阴阳平衡，如身体健康之人；

2. 一般阴阳平衡，大多属此；

3. 低水平阴阳，暂时稳定；

4. 实热：阳气偏盛，壮热、面红、目赤、脉洪大；

5. 实寒：阴气偏盛，形寒肢冷，舌淡白、脉迟缓；

6. 阳虚则寒：面色㿠白，畏寒肢冷，舌淡、脉迟等寒象，尚有喜静、蜷卧、小便清长，下利清谷等虚象；

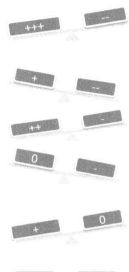

7. 阴虚则热：五心烦躁，骨蒸潮热，面红升火、消瘦、盗汗、口干舌燥、少苔舌红，脉细数无力；

8. 阴损及阳：畏寒肢冷、面色㿠白，舌淡，脉沉弱；

9. 阳损及阴：日益消瘦、烦躁升火，甚则瘿疭等阴虚证；

10. 阳脱亡阳：阳气突然脱失，大汗淋漓，肌肤手足逆冷，蜷卧、神疲、脉微欲绝；

11. 阴竭亡阴：阴液突然大量耗失，而致严重衰竭，喘渴烦躁，手足虽温而汗多欲脱；

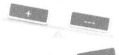

12. 阴阳离绝：死亡；

13. 阴盛格阳：真寒假热，面红如妆，烦热口渴，饮少，脉大；

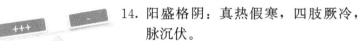

14. 阳盛格阴：真热假寒，四肢厥冷，脉沉伏。

现代中医临床门诊，实热、实寒两型，所见越来越少，病家害怕高热，到医院运用抗生素了；害怕腹泻、脱水，到医院输液去了。阳虚生外寒，阴虚生内热。阴损及阳，阳损及阴，中医门诊接诊这四个类型，特别多，效果好。这是中医的拿手好戏。阳脱亡阳，阴竭亡阴，两个类型，门诊极少见到。但是病房会诊，常常见到，如应用附子类、人参类、安宫牛黄丸参与抢救，常获奇效。阳盛格阴，阴盛格阳，早年在病房抢救，小儿麻疹肺炎常见，效果亦很好。

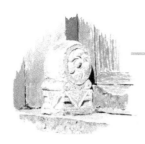

目 录

目　录

目　录

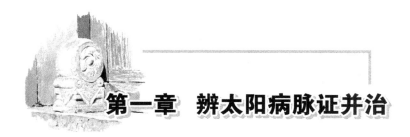

第一章 辨太阳病脉证并治

总　　论

　　太阳是指阳气较多之意。太阳病是因里气不和，风寒侵袭肌表，正邪交争，营卫失调而发生的疾病。太阳包括足太阳膀胱经和手太阳小肠经。

　　膀胱位于小腹中央，呈袋状。前尖后粗，其可容纳 300～500ml 尿液，最大者可容纳 800ml，其色淡白，功能为贮存和排泄尿液。膀胱经起自目内眦，上额交巅，络脑，下项，挟脊抵腰，络肾属膀胱。与肾互为表里关系。尿液在肾的气化下，由津液生成。膀胱贮存和排泄尿液，有赖肾阳的气化功能，实为肾阳的蒸腾气化作用。

　　太阳生理特点：

　　（1）阳气较多，抗病力强；

　　（2）太阳主外，统摄营卫；

　　（3）六经受邪，首当其冲；

　　（4）太阳少阴，互为表里；

　　（5）肾主气化，司水泌尿。

　　此外，由于肺主皮毛，故太阳病亦与手太阴肺经病变相关。

　　太阳病理特点：在脏腑里气不和之时，风寒邪气侵袭人体，正气与邪气相争，营卫失调，表现为表证，为太阳病之始，是第一阶段。

证候：太阳病以"头项强痛而恶寒，脉浮"为主要特点。因人体质、感邪、治疗差异，而分为太阳中风证、太阳伤寒证、表郁轻证。膀胱也可直接感受湿热邪气，可见尿频、尿急、尿痛，或小便不利，尿余沥不尽，甚则尿闭；或遗尿、失禁等下焦证候。

太阳病虽轻浅，但由于治之不当，变化迅速。表邪不解，又兼有其他证候，或其人有宿疾，复感外邪，形成太阳兼证。若治之不当或疾病发展，表证已罢，出现太阳变证。还有太阳类似证，如十枣汤证，风湿证。

太阳病治疗，以解表散邪为宗旨。风寒者，治以辛温解表，风热者，治以辛凉解表。太阳中风证，解肌祛风，扶助里气，调和营卫，宜用桂枝汤。

太阳伤寒证，辛温发汗，宣肺平喘，方用麻黄汤。表郁轻证，宜用麻黄桂枝各半汤，桂枝二越婢一汤。兼证、变证及类似证应以"观其脉证，知犯何逆、随证治之"。《伤寒论》398条，有方者113方，医者即使113方，用之得当，亦不够应用，治不了一切病证。故仲景提出："观其脉证，知犯何逆，随证治之。"笔者认为这是张仲景辨证的最高境界。

太阳病转归：①痊愈；②传经：太阳表邪不解，传少阳或传阳明，或直传三阴经，多传入手足少阴心肾经；③变证：由于感邪、体质、治疗不当，而见变证。

小肠是一个长长的管道器官，位于腹中，上口与胃相接，下口在阑门与大肠上口相连。小肠经起于手小指外侧，循臂至肩，下行络心属小肠。由于肠与心有经脉相互络属，故与心相为表里。

小肠功用：①主受纳，和化物；②泌别清浊。临床证候，由于功能失调，浊气在上，可见腹胀、腹痛、呕吐等；清气在下，可见便溏、腹泻等。

第一节　太阳病概念

一、太阳病之界定

1-1（编码方法，前者为条文号码，后者为经文号码，以下同义）

导读：太阳病之界定。

经文：太阳之为病（气是人体的热量来源，《难经·二十二难》曰："气主煦之"，人体的恒温是由气的温煦作用来维持的。气行于脉外，称卫气，对人体肌表起护卫温煦作用；营气入血共行脉中，对人体起滋养作用。卫气营气相对而言。卫营调和，对肌表共同实现气之温煦作用。因里气不和，风寒外邪侵袭肌表而发病。卫气奋起抗邪，正邪交争于肌表，故临床见有头项强痛而恶寒，脉浮，即为太阳病。），头项强痛（盖太阳经脉上额交巅还出别下项，因"热胀冷缩"之理，太阳感受风寒，则肌表经脉收缩，经气运行受阻，不通则痛而为之）；而恶寒（因风寒外邪束肌表，卫气被遏，为时甚短，未得充分调动气血与之抗争，未得卫气充分伸展，温养肌表，故恶寒）；脉浮（因风寒外邪袭侵肌表，卫气浮盛于外抗邪，正气未虚，鼓脉有力所为）。

二、太阳病分类

2-2

导读：太阳中风证之界定。

经文：太阳病（第一条太阳病证脉，加上发热汗出，恶风，脉缓，就是太阳中风证，又称太阳表虚证），发热（盖风与寒，难以割裂。体质表虚之人，感受风寒后，以风为主，卫阳与风寒剧争于肌表，郁滞化热所为），汗出（因卫阳为外邪所伤，失于固表，加之素体肌腠不密，故卫外不固，营不内守，导致营阴外泄而为汗。患者发热后，机体自身进行调整，以降体温。治则因势利导扶正祛邪，辛温发汗，水液带走热量，以降低体温），恶风（因肌表失于卫阳之温煦，加之肌表汗腺疏松，不胜风寒侵袭肌表所为），**脉缓者**（因风性疏泄，自汗出营阴更弱，鼓脉松弛使然也。综上），名为中风。

3-3

导读：太阳伤寒证之界定。（原文顺序略有调整）。

经文：**太阳病**（在太阳病，头项强痛、恶寒、脉浮之基础上，不管发热否，见体痛，呕逆，脉阴阳俱紧者，名为太阳伤寒证，亦称太阳表实证），**必恶寒**（一般说恶寒最早出现，因寒邪收敛，一旦侵袭肌表，依据"热胀冷缩"之理而言，短时肌表腠理受寒而收缩，则卫阳即被郁遏，不得伸展正常温煦肌表，故病始发，即恶寒）；**或已发热，或未发热**（说明有早有迟。若卫气及时奋起与邪相搏，则见发热早，反之则发热见迟。此与体质强弱，邪之盛衰有关，但迟早要发热）；**体痛**（因风寒侵袭肌表，经脉遇寒则收缩，气血运行不畅而为之），**呕逆**（盖肺主气属卫，若风寒侵袭卫表，肺卫失宣，胃气因之上逆而为之），**脉阴阳俱紧者**，（即寸关尺三部皆浮紧，脉浮主表，脉紧主寒，三部脉浮紧，是风寒束表之典型脉象。综上），名为伤寒。

4-6

导读：太阳温病的界定及误治变证。（原文顺序略有调整）。

经文：**太阳病**（因感受温热之邪，最易伤津耗液，故起病之初即渴），**发热而渴**（因温热为阳邪，最易发热伤津液，故多渴），**不恶寒者，为温病**（温病初起，当用辛凉解表。当温热之邪，初袭肺卫之时，导致卫外失利，可见短暂微恶寒，医者不可误认风寒束表，而投辛温发汗剂，以热助热，重伤津液，因此变证丛生）。若发汗已，身灼热者，名风温（变证）。
风温为病，（因热盛津伤，除身热灼手外，充斥于表，气血外
应，鼓脉有力，故）脉阴阳俱浮；（因热过盛，逼迫营气津液
外泄则）自汗出；（因热扰心神，故）多眠睡；（因邪热上壅，
肺窍不通，则）鼻息必鼾；（因热伤津气，则）身重；（因舌主
言，心神受扰，则）语言难出；（风温是热伤津液之证，适宜
甘寒、清热、养阴救治，忌用苦寒泻下，火劫取汗。若医者误
用下法，夺其津液，化源枯竭，则）小便不利；（因热炽津伤，
阴精不能上荣于目，加之热扰神明，转动不灵，则两目）直
视；（因热扰神志，心神无主，大便失控，故）失溲；若被火
者，（风温复加火热之邪，熏灼肝胆，肝失疏泄，胆汁外溢，
故）微发黄色，剧则（热动肝风）如惊痫，时瘛疭（四肢抽
动）；若火熏之，一逆（误治）尚引日，（尚有救治之机），再
逆（正气衰败）促命期。

三、病传变与否

5-4

导读：据脉判断传经。（原文顺序略有调整）。

经文：（《内经》传经学说，一日太阳受病，二日阳明受
病，三日少阳受病，今）伤寒一日，太阳受之，（为外感病之
初期，病位在肌表，证见恶寒、发热、头痛、项强、脉浮。太
阳为病，有延续多日而病不变，亦有正虚邪盛而速变，当须辨
脉为据。若太阳伤寒，脉浮紧；若太阳中风，脉浮缓者，均无
改变，即谓）脉若静者，为不传；若躁烦（阳明主症），颇欲
吐（少阳主症），脉数急者，（说明病邪向里，由轻转重之势），
为传也。

6-5

导读：太阳病未传变

经文：（上条曰：伤寒一日，太阳受之，为太阳病初起。

本条曰）伤寒二三日，（当传阳明、少阳），阳明少阳证不见者，（仲景验之临床，扬弃以时日判断传变，当以证脉为准），为不传也。

7-8

导读：太阳病自愈之机，与截断传经之法。

经文：太阳病，头痛至七日以上自愈者（一为省文，二为内经影响。如：七日巨阳病衰，头痛少愈。自愈者，因邪犯太阳，病尚轻浅，脏腑尚无受损伤，正气自身调节，调动抗病能力，病历一周左右，待到正胜邪却之时），以行其经尽（太阳病日期应该结束）故也。若欲作再经者，（太阳病虽有自愈之机，但亦有正不胜邪，向里发展之势。医者明察病机，可先安未受邪之地），针足阳明（疏通经气，振奋胃气，扶正却邪，防止传变），使经不传则愈。

8-10

导读：风家表解后，尚觉身体不适，可待正气恢复自愈。

经文：风家（经常患伤风感冒之人），表解而不了了者，（由于余邪未清，正气未复，往往精神不爽，身体不舒适），十二日愈（根据外感病发展规律，不会超过两经即十二日，即神爽体适，自愈）。

9-269

导读：伤寒表病入里。

经文：伤寒六七日，（乃阴阳自和之际，表）无大热，其人躁烦者，（是表证入里之征象。热扰心神，则烦躁），此为阳去入阴（太阳陷入少阴或厥阴）故也。

四、辨病发于阳，病发于阴

10-7

导读：病发于阳或阴。

经文：病（是人体内阴阳失去相对平衡）有发热恶寒者，

（是指疾病早期发热和恶寒并见，为外邪袭表，正气未衰，邪气较实，正邪斗争剧烈，故在恶寒的同时，伴有发热，故曰）**发于阳也**，（如太阳病发热恶寒；少阳寒热往来；阳明病但热不寒）；**无热恶寒者**，（是指疾病初期，只见恶寒，没有发热，说明正气不足，抗邪无力），**发于阴也**，（如太阴病，脾虚寒证，其脏有寒也；少阴病、厥阴病，皆无实热而恶寒，踡卧）。**发于阳，七日愈；发于阴，六日愈**，（这是对疾病愈期的一种推算，其根据是伏羲河图生成数之词。阳数七，阴数六。病为阳证，当在阳数之期愈，故云曰"七日愈"。病为阴证，当在阴数之期愈，故云"六日愈"者），**以阳数七阴数六故也**。

五、辨太阳病欲解时

11-9

导读：根据天人相应的理论，推测太阳病欲解的有利时辰。

经文：**太阳病**，（风寒初袭人体，营卫与之抗争，必待未时前后，阳气隆盛之时，故）**欲解时**，**从巳至未上**，（是指巳、午、未三个时辰，即从 9 点至 15 点，六个小时内。此时正值午前午后，正是一天之中，阳气最隆盛的时候，此时人体的阳气随自然界的阳气而盛于外，有助于驱散表邪，使表证有欲解之势，借天助人，驱逐风寒外邪，故从巳至未上，为太阳病欲解时）。

附其他五经欲解时汇录

12-193

导读：预测阳明病欲解的有利时辰。

经文：**阳明病，欲解时，从申至戌上**（申至戌，指申、酉、戌三个时辰，即 15 时至 21 时之间的 6 个小时。自然界的阳气逐渐衰减下来，而阴气初生，阳明病属阳热过亢之实证热证，若测愈期，此时，必乘自然界阳气衰减之势，在里之邪热，因之受到顿挫，人体阴气借天欲复，有利于泄热于外，故从申至戌上，为阳明欲解时）。

13-272

导读： 预测少阳病欲解的有利时辰。

经文： 少阳病（为枢机不运，胆火内郁证，必待卯时前后，乘自然界阳气升发之时，故）欲解时，从寅至辰上（此是指寅、卯、辰三个时辰，即 3 时至 9 时之间的 6 个小时。卯时前后，是日出阳升之时，少阳属木，其气通于春，春始于寅，是阳气生发之始，此时，正是少阳病欲解之良辰）。

14-275

导读： 预测太阴病欲解的有利时辰。

经文： 太阴病（为脾虚中寒证，若测病欲解时，必待阳长阴消之时，阳从内生有利消除中寒，故）欲解时，从亥至丑上（此是指亥、子、丑三个时辰，即 21 时至次日 3 时之间的 6 个小时。子时正值夜半，为阴极阳还之时，此时，正是太阴病欲解之良辰）。

15-291

导读： 预测少阴病欲解的有利时辰。

经文： 少阴病，（为心肾阳衰、阴寒内盛证，若测病欲解时，必待自然界阳气渐长之时，得阳之助，有利于消除阴寒，故）欲解时，从子至寅上，（即指子、丑、寅三个时辰，此是指 23 时至次日 5 时之间的 6 个小时。这是阳气渐长的阶段，此为少阴病欲解之良辰）。

16-328

导读： 预测厥阴病欲解的有利时辰。

经文： 厥阴病，（亦为阳气虚衰，阴寒内盛之证，若测欲解时，应在阳气向旺之时，故）欲解时，从丑至卯上，（丑至卯，是指丑、寅、卯三个时辰，即 1 时至 6 时之间的 6 个小时，而丑至卯与此正相合，恰当其时，此为阴尽阳生之时，厥阴得阳气相助，最易缓解）。

第二节 太阳表证

一、太阳中风（表虚）证

1. 桂枝汤证

17-12

导读：太阳中风的病理及证治。（原文顺序略有调整）。

经文：太阳中风，（病理是）阳浮而阴弱，（阳浮是指卫阳浮盛，阴弱是指营阴不足，阳浮阴弱，其证候是发热汗出）。阳浮者，热自发，翕翕发热；阴弱者，汗自出；啬啬恶寒，淅淅恶风，（发热是风邪犯表，卫阳浮盛，抗邪于外；汗自出是卫阳不固，营阴不足，不得内守。恶寒与恶风，无本质差别），鼻鸣干呕者（因肺合皮毛，开窍于鼻，皮毛受邪，肺窍不利，故鼻鸣；因胃为卫之源，表气失和，涉及于胃，胃气上逆，故干呕。综上证乃卫强营弱），桂枝汤主之。

方药：桂枝汤方

功用：解肌祛风，调和营卫。

组成：桂枝（去皮）三两，芍药三两，甘草（炙）二两，生姜（切）三两，大枣（擘）十二枚。

用法：上五味，咬咀三味，以水七升，微火煮取三升，去渣，适寒温，服一升。服已须臾，啜热稀粥一升余，以助药力，温覆令一时许，遍身漐漐微似有汗者益佳，不可令如水流漓，病必不除。若一服汗出病差，停后服，不必尽剂。若不汗，更服依前法。又不汗，后服小促其间。半日许，令三服尽。若病重者，一日一夜服，周时观之。服一剂尽，病证犹在者，更作服。若汗不出者，乃服至二三剂。

禁生冷、粘滑、肉面、五辛、酒酪、臭恶等物。

方义：桂枝汤为《伤寒论》第一方，后世医家誉为群方之祖。方以桂枝辛温，温通卫阳，解肌祛风；芍药苦酸，微寒，益阴和营。两药配伍，可调和营卫；生姜辛温，佐桂枝辛甘化阳，并能降逆止呕；因脾胃为营卫生化之本，故以大枣味甘，益脾和胃，助芍药益阴和营；甘草，味甘性温，补益中气，配伍桂姜化阳，配芍、枣化阴，且调和诸药。诸药配伍，以解肌祛风，调和营卫，主治太阳中风证。此为辛温解表轻剂，为调和营卫主方，还有调和气血阴阳脾胃之功，可广泛用于杂病。

服法护理：服药后，喝热粥，温覆，取微汗，以助卫阳，助药力，获效停药。一剂分三次服。

18-13

导读：桂枝汤主证及治疗。（原文顺序略有调整）。

经文：太阳病（凡见到头痛，发热，汗出，恶风，即可用桂枝汤主之），发热、恶风（并见，是风寒袭于太阳肌表所为）；头痛（乃风性轻扬，上犯头部，经气不通所为）；汗出（是卫阳与邪抗争，营弱失守所为。是太阳中风独有症状，最具辨证意义的典型症状，是太阳伤寒所没有的证候。证乃营卫不调，即营弱卫强），桂枝汤主之，（治以解肌祛风，调和营卫）。

19-95

导读：补充太阳中风证的病因病机及治疗。

经文：太阳病，（综合 1、2、12 条看，太阳中风证基本证候，是发热汗出），发热汗出者，此为营弱卫强，（营弱，系卫阳失固，营不内守，即"阴弱者，汗自出"；卫强，是风寒袭表，卫阳浮盛，营气速运气血于肌表，奋起抗邪，即"脉浮者，热自发"），故使汗出。欲救邪风者，（调和营卫），宜桂枝汤。

20-42

导读：太阳病脉浮弱者，宜桂枝汤。

经文：太阳病，（有发汗解表和发汗解肌之别，此时辨脉尤为重要），外证未解，（凡是太阳病，无论恶风恶寒，无论有汗无汗，无论是否汗下，只要）脉浮弱者，（脉浮，表示阳浮，卫强；脉弱，表示阴弱，荣弱。总之为风寒袭表，营卫不和之证，治）当以汗解，宜桂枝汤。

21-24

导读：太阳中风证，邪气较重时，针药并用。

经文：太阳病，（中风证，邪气较重者，针药并用，疗效较佳）。初服桂枝汤，（不但病证不解），反烦不解者，（病机是正邪相争，经气郁滞，郁阳不宣所为。此虽烦闷，而不躁扰，更无口渴、脉数等传里之证，仍在其表，若服桂枝汤，邪重药轻，邪滞阳郁而致烦闷），先刺风池、风府，（疏通太阳经脉，以泄风邪），却与桂枝汤，（解肌祛风，以增祛邪之力）则愈。

22-57

导读：伤寒汗后复烦，宜桂枝汤。

经文：伤寒，（辛温）发汗已解，半日许复烦，（病解不久，因余热未清，移时，或因病证新瘥，复感外邪所为）；脉浮数者，（脉浮主表，数主热，仍因肌表之热使然。证乃风寒在表），可更发汗，宜桂枝汤，（解肌祛风，轻轻发汗）。

23-15

导读：1.太阳病，误下后表证仍在，治以解表；2.表邪内陷，禁用汗法。

经文：太阳病，（法当汗解，即使兼有里证，亦宜先表后里，若误用攻下，则邪不解，乘虚内陷，丛生变证。今）下之后，其气上冲者，（是患者自觉胸中气逆，正气还能与欲陷之邪相争的标志。因此可知，太阳表证仍在）可与桂枝汤，方用前法（指煎服法）。若不上冲者，（可知太阳表证不在，而邪气内陷入里）不得与之。

24-53

导读：病常自汗出的诊治。

经文：病（指外感病与杂病）常自汗出者，（因卫气布于肌表，今营卫不和，毛孔开阖失度，固密无权，营阴失守所为）。此为荣气和，（即荣气未受邪），荣气和者，外不谐，以卫气不共荣气谐和故尔，（即营卫不调）。以荣行脉中，（有濡养五脏六腑及身体各部之机能）；卫行脉外，（敷布于肌表，司固外开阖之枢。营卫运行，密切配合，卫在外为营之使，营在内为卫之守，方合生理之常态，故称营卫调和。今外感邪气，致营卫不调，故）复发其汗，荣卫和则愈，宜桂枝汤。

25-54

导读：时发热，自汗出的证治。

经文：病人脏无他病，（即脏腑无病，里气尚和），时发热自汗出而不愈者，（不可责之脏腑，只能责之营卫。营卫失调，毛窍开放所致），此卫气不和也，（因卫气分布于肌表，卫气固密。今卫气不和，固密失度，营阴失守，而致卫气不和），先其时发汗，（在发热自汗之前，用药取汗，营卫调和）则愈，宜桂枝汤。

2. 桂枝汤禁例

26-16

导读：太阳伤寒，表实无汗者禁用桂枝汤。

经文：桂枝本为解肌，若其人脉浮紧，（脉浮主表，紧主寒），发热汗不出者，（属太阳伤寒证，应与麻黄汤辛温发汗，祛寒邪外出而使表解），不可与之也。常须识此，勿令误也，（提示用汗法解表，既不可太过，又不能不及。发汗不及，祛邪失时，每多酿成变证）。

27-17

导读：以酒客为例，告诫湿热内蕴者禁用桂枝汤。

经文：若酒客病，（多为湿热内蕴，过量饮酒者，易助长湿热，故）不可与桂枝汤，（因桂枝汤为辛甘而温之剂，辛能助热，甘以助湿的缘故），得之（服桂枝汤后，胃气上逆）则呕，以酒客不喜甘故也。

28-19

导读：桂枝汤不宜用于里热病证。

经文：凡服桂枝吐者，（服桂枝辛温剂，因辛温助阳，阳热炽盛促使胃气上逆所为），其后必吐脓血也，（以热伤血络所为）。

3. 兼证七条

(1) 桂枝加葛根汤证

29-14

导读：太阳中风兼太阳经输不利的证治。

经文：太阳病，（本条临床两大特点。其一太阳病汗出，恶风者。为风寒外束肌表，导致卫强营弱，即太阳中风证；其二，项背强几几。因是太阳膀胱经之脉起于目内眦，上额，交巅。其直者，从巅入络脑，还出别下项……挟脊抵腰中……项背是膀胱经所过之部位，风寒之邪外袭，据"热胀冷缩"原理，则项背拘急，仰俯不能自如，即项背强几几。据经气津液，风寒外束之理，太阳经脉，感受风寒外邪，寒邪凝而收敛，则经气不舒，津液敷布不足，经脉失濡养，则）项背强几几，反汗出恶风者，（项背强几几，多为太阳经脉失濡养，多见于表证，无汗的属葛根汤证。今见汗出，故曰反汗出。综合以上所见，证属太阳中风兼太阳经气不舒），桂枝加葛根汤主之。

方药：桂枝加葛根汤方

功用：解肌祛风，生津舒经。

组成：葛根四两，麻黄（去节）三两，芍药二两，生姜（切）三两，甘草（炙）二两，大枣（擘）十二枚，桂枝（去皮）二两。

用法：上药，以水一斗，先煮麻黄、葛根，减二升，去上沫，内入诸药，煮取三升，去渣，温服一升，视情再服。（覆取微似汗，不须啜粥。余如桂枝法将息及禁忌。）

方义：本方以桂枝汤加葛根而成。林亿说方中无麻黄，甚是。桂枝汤解肌祛风，调和营卫。葛根味甘性平，一则升阳发表，解肌祛风，助桂枝汤以解表；二则舒筋通络，以解经脉气血凝滞，三则益阴润燥，以缓解经脉拘急。总之，既生津液濡润经脉，又助桂枝解肌祛风，是为良药。

服法护理：不喝热粥，因葛根能生津助胃。

（2）桂枝加厚朴杏子汤证

30-18

导读：外感风寒引发宿疾喘息的证治。

经文：喘家，（是素患喘息的病人，外感风寒，而患太阳中风者，即喘息与太阳中风证并见。临床见有：喘息、发热、恶风、汗出、头痛、脉浮缓等），作桂枝汤，加厚朴、杏子佳。（以药测证，其病机系风寒迫肺，风性长扬，易犯高位，寒性收敛，而主肃降，导致肺气升降失调，上逆而作喘息。桂枝汤加入性温而宣肺利气之杏仁、厚朴，其效颇佳）。

方药：桂枝加厚朴杏子汤

功用：解肌祛风，降气平喘。

组成：桂枝（去皮）三两，甘草（炙）二两，生姜（切）三两，芍药三两，大枣（炙）十二枚，厚朴（炙去皮）二两，杏仁（去皮尖）五十枚。

用法：上药，以水七升，微火煮取三升，去渣，温服一升，覆取微似汗。

方义：方以桂枝汤加厚朴、杏仁。桂枝汤解肌祛风，调和营卫。厚朴苦而辛温，化燥导滞，行气平喘；杏仁苦温，止咳定喘。诸药相伍，共奏解肌，祛风降气平喘之功。

服法护理：水煎取三升，分三次温服，覆取微汗。

31-43

导读：太阳中风兼肺寒气逆的证治。

经文：太阳病，（治疗当用汗法解表），下之微喘者，（不仅表邪未解，而且风寒内陷，肺寒上逆，导致微喘），表未解故也，（证乃太阳中风兼肺寒气逆，解肌祛风，降气平喘），桂枝加厚朴杏子汤主之。

（3）桂枝加附子汤证

32-20

导读：太阳病发汗太过，表证不解，兼阳虚汗漏的证治。

经文：太阳病，（本当发汗，絷絷微汗为妥，方得邪祛表解。若服药大汗淋漓，不但表证不解，而且伤阳损阴，丛生变证。本条所述，当为发汗太过，不仅表证不解，而且伤阳耗津，遂成斯证。证见）：发汗，遂漏（汗）不止，其人恶风，小便难，四肢微急，难以屈伸者，（系由发汗太过，漏汗不止，一面损伤表阳，卫外不固，失于温煦；另一面耗伤阴津，不得濡润四肢而为之），桂枝加附子汤主之。

方药：桂枝加附子汤

功用：调和营卫，解肌祛风，扶阳固表。

组成：桂枝（去皮）三两，芍药三两，甘草（炙）三两，生姜（切）三两，大枣（擘）十二枚，附子（炮，去皮，破八片）一枚。

用法：上药，以水七升，煮取三升，去渣，温服一升。

方义：方以桂枝汤加制附子。桂枝汤，解肌祛风，调和营卫。仲景用制附子温经复阳，固表生津而收功。

临床常用，如产后阳虚汗多，四肢难屈伸，痹证、痿证、喘证等。

（4）桂枝去芍药汤证

33-21

导读：太阳病，误下致表证不解，兼胸阳不振的证治。

经文：太阳病，（误）下之后，脉促，（是表邪内陷，郁而不伸，正邪相争所为）；**胸满者**，（为邪陷胸中，胸阳被遏，胸阳不振所为。证乃表证不解，兼胸阳不振），桂枝去芍药汤主之。

方药：桂枝去芍药汤

功用：解肌祛风，宣通胸阳。

组成：桂枝（去皮）三两，甘草（炙）二两，生姜（切）三两，大枣（擘）十二枚。

用法：上药，以水七升，煮取三升，去渣，温服一升。将息如前法。

方义：方以桂枝汤去芍药而成。桂枝汤解肌祛风，以除外证；去芍药，因其性阴柔，有碍宣通胸阳之用。

(5) 桂枝去芍药汤加附子汤证

34-22

导读：太阳病，误下致表证不解，兼损胸阳的证治。

经文：（太阳病误下之后），若微寒者，（因有一分恶寒，即有一分表也，当知表邪未解。既然表证不解，自当微寒，即不发热而恶寒，而非"脉微，恶寒"也。"脉微、恶寒"是阳气虚弱的外在反映。其病机为：误下阳气受损，阳虚不得温煦肌表故恶寒。因芍药助阴抑阳，故去芍药，加附子温经扶阳，故）桂枝去芍药加附子汤主之。

方药：桂枝去芍药加附子汤

功用：解肌祛风，温经复阳。

组成：桂枝（去皮）三两，甘草（炙）二两，生姜（切）三两，大枣（擘）十二枚，附子（炮，去皮，破八片）一枚。

用法：上药，以水七升，煮取三升，去渣，温服一升，将息如前法。

方义：方以桂枝汤去芍药加制附子而成。制附子其性味辛热，温经扶阳，表里兼治。

与前方比较，①均以桂枝汤去芍药，本方加制附子；②均能解肌祛风，但是桂枝汤去芍药，为复阳剂，本方为通阳剂；③均为太阳病误下致胸满，但是本方病机为胸阳不足，桂枝去芍药汤为胸阳郁滞。

（6）桂枝加芍药生姜各一两人参三两新加汤证

35-62

导读：太阳病发汗过多，致营气不足身疼痛的证治。

经文：（太阳病，发汗过多），发汗后，身疼痛，（此为表证常见症状，每随汗解而消失，今发汗后，身疼痛仍然存在，说明不单是表证表现，病人）脉沉迟者，（为气血不足，营卫耗伤，鼓动气血无力，不通则痛所为之。证乃发汗过多，伤及营卫），桂枝加芍药生姜各一两人参三两新加汤主之。

方药：桂枝加芍药生姜各一两人参三两新加汤

功用：调和营卫，益气和营。

组成：桂枝（去皮）三两，芍药四两，甘草（炙）二两，人参三两，大枣（擘）十二枚，生姜（切）四两。

用法：上药，以水一斗二升，煮取三升，去渣，温服一升。视情再服。

方义：方以桂枝汤加重用芍药、生姜，再加人参组成。以桂枝汤调和营卫，重用芍药，养血益阴和营，重用生姜，宣通阳气，人参味甘微苦，性微温，双补气阴。

本方以扶正为主，用于祛邪，凡体虚过汗身痛者，皆可用。

（7）桂枝去桂加茯苓白术汤证

36-28

导读：汗下后，脾虚水停兼表证不解的证治。

经文：（医者误诊桂枝汤证，或热燥阳明证，或实热结胸）服桂枝汤，或下之，仍头项强痛，翕翕发热，无汗，心下满，微痛，小便不利者，（从"仍"字可知病未愈。其头项强痛，翕翕发热，是桂枝汤证，而无汗，心下满，微痛，非桂枝证，故服桂枝汤不愈。心下满，微痛，小便不利，是里证但非燥热阳明实证、或热实结胸证，故下之不愈。可见汗下之后，其证未变，说明里气虽伤，病邪未陷。进而分析：头痛，发热，无汗是病在表；心下满，微痛，小便不利，是由于脾胃津液不布，膀胱气化失利，水停心下所为。故本证当是脾虚水停兼表证未解的表里同病），桂枝去桂加茯苓白术汤主之。

方药：桂枝去桂加茯苓白术汤

功用：调和营卫，健脾利水。

组成：芍药三两，甘草（炙）二两，生姜（切）、白术、茯苓各三两，大枣（擘）十二枚。

用法：上药，以水八升，煮取三升，去渣，温服一升。取小便利则愈。

方义：方以桂枝汤调和营卫，解表祛邪，茯苓、白术健脾利水，而使小便通畅，表里宣通，气机和畅，诸症可愈。

二、太阳伤寒（表实证）

1. 麻黄汤证

37-35

导读：太阳伤寒（表实）证治。（原文顺序略有调整）。

经文：太阳病，（详列太阳伤寒证的证候及方药，应与原文1、3条互参）头痛身疼腰痛，骨节疼痛，发热，恶风，无汗而喘者，（是风寒外束，卫阳被迫正邪交争，营阴郁滞，太阳经气不利，以及风寒外邪犯肺，肺气失宣所为。又据"热胀冷缩"之理，风寒袭人，一身皮毛则收缩，血脉运行不利不通，则头痛、身疼、腰痛，骨节疼痛。无汗是太阳伤寒证的辨证要点，因肺合皮毛，与足太阳膀胱经合主皮毛。肌表皮毛感受风寒，经脉收缩，卫阳失于温煦，故恶风。汗孔遇冷收缩，故无汗；无汗则无法散热，故发热，所谓"体若燔炭，汗出而散"。因风寒干于肺，经脉收缩，故吐故纳新不利，故喘。喘者，证乃太阳伤寒证，治以辛温发汗，宣肺平喘），麻黄汤主之。

方药：麻黄汤

功用：辛温发汗，宣肺平喘。

组成：麻黄（去节）三两，桂枝（去皮）二两，甘草（炙）一两，杏仁（去皮尖）七十个。

用法：上四味，以水九升，先煮麻黄，减二升，去上沫，内入诸药，煮取二升半，去渣，温服八合，覆取微似汗，不须啜粥。余如桂枝法将息。

方义：方以麻黄为主而命名。麻黄味辛微苦，性温，专发汗，平喘。桂枝解肌祛风助麻黄发汗，杏仁味苦性温，肃降肺气，止咳平喘，配麻黄加强平喘。甘草调和诸药，且能安中，诸药配伍为太阳风寒证主方，是发汗峻剂。

服法护理：先煎麻黄，去上沫，服汤后，但须温覆，取微汗。

38-51

导读：舍证从脉，表证发汗，宜麻黄汤。

经文：（太阳伤寒证），脉浮者，（舍证从脉，说明仲景重视脉诊。脉浮，轻按即得，重按稍减；脉浮者，可代表太阳表证，但必具症状方才全面，临床不可一见脉浮者即断表证）。病在表，可发汗，宜麻黄汤，（辛温发汗，宣肺平喘）。

39-52

导读：太阳伤寒证，脉浮数者，仍宜麻黄汤。

经文：（太阳伤寒证，不仅可见脉浮，亦可见）脉浮而数者，（是由肌表卫阳奋起抵抗风寒，正邪相搏剧烈而发热，营血得热，鼓动气血得力，运行加速所为），可发汗，宜麻黄汤。

40-36

导读：太阳阳明合病，太阳病为主，宜先解表。

经文：太阳与阳明合病，喘而胸满者，（是由风寒外束，肺气被阻，肺失宣降所为），不可下，（因合病证分主次，治分标本。本条太阳为主为本，故治应先发汗解表，）宜麻黄汤。

41-37

导读：太阳病十日以去，有三种转归。

经文：太阳病，（迁延）十日以去，（病有三种转归，一者）脉浮细而嗜卧者，外已解也。（脉浮紧变为浮细，细为小脉，以示表邪衰退；嗜卧说明已无所苦，喜好安卧，表示邪气将退，正气未复，表证已解，为将愈之象，二者）设胸满胁痛者，（因胸胁为少阳经脉循行部位，胸满胁痛为少阳病主证，说明邪入少阳，枢机不利，气机不畅，故）与小柴胡汤；（三者）脉但浮者，（说明脉象未变，仍为太阳伤寒证，故）与麻黄汤。

42-46

导读：太阳伤寒证：两种情况。

经文：太阳病，脉浮紧，无汗，发热，身疼痛，（证属太阳伤寒无疑，迁延）八九日不解，表证仍在，此当发其汗，（麻黄汤主之）。服药已微除，（症状略有减轻），其人发烦，（因外邪闭郁日久，正邪交争较剧烈，扰乱心神所为）；目瞑（亦因外邪郁闭日久，故不喜强光）；剧者必衄，（服药后邪不得汗解，郁久化热，热伤血络，因之易衄）；（因外邪可随衄而泄，郁热可除，故）衄乃解。所以然者，阳气重（郁热较重，热伤血络）故也，麻黄汤主之。

43-47

导读：太阳伤寒，自衄而愈的机理。

经文：太阳病，脉浮紧，发热，身无汗，（证属太阳伤寒无疑，亦是太阳伤寒的辨证要点），自衄者愈，（由于太阳伤寒证，失于汗解，邪郁化热，热伤血络所为。由于外邪随衄泄热，故热除病愈）。

44-55

导读：太阳伤寒失汗致衄，仍须汗解。

经文：伤寒，脉浮紧，（提示太阳伤寒证。证候未述，以脉代证），不发汗，因致衄者，（指太阳伤寒证，当用汗法解表，而失于汗解，致邪郁化热，损伤血络致衄。因太阳表实证仍在，故仍当发汗解表），麻黄汤主之。

2. 麻黄汤禁例

45-83

导读：咽喉干燥，提示阴津不足，禁用汗法。

经文：（太阳病，若）咽喉干燥者，（是因咽喉为太阴、少阴、厥阴三阴经脉所过之处，有赖阴津滋润。患者咽喉干燥，说明阴津亏少，不能上承咽喉，咽喉失于滋润所为。由于阴津亏少，而发汗易致生津益阴无源，故）不可发汗。

46-84

导读：淋家阴亏，而下焦蓄热，禁用汗法。

经文：淋家，（指久患淋病之人），不可发汗，（提示久病或有宿疾患者，虽兼有表证，也不可先解表。对于淋家及阴亏下焦蓄热者，妄用汗法，常常因更伤其阴，邪热更盛，伤及阴络，故）发汗必便血。

47-85

导读：疮家气血两虚者，不可发汗，汗出则痉。

经文：疮家，（指久患疮疡者，多有气血两虚之证），虽身疼痛，（是由营血不足，又感风寒外邪，导致营卫不调，不得温养，而致身痛。其虽有表证），不可发汗，（若误用汗法，更伤营血，筋脉失养，肢体拘挛，重则血虚生风，而致肢体拘挛的痉证，即"风证"，所谓）汗出则痉。

48-86

导读：衄家，阴血亏虚患者，禁用汗法。

经文：衄家，（指阴血亏虚者），不可发汗，（其虽有表证，亦不可用辛温剂发汗。因血汗同源，发汗每致阴血更伤，故当禁汗。若）汗出必额上陷，脉急紧，（因其经脉失于阴血濡养所为）；直视不能眴，（因其血不养目，则目直视而不能转动）；不得眠，（因其阴血亏虚不能养心，则神不守舍而为之）。

49-87

导读：亡血家，血虚气衰者禁用汗法。

经文：亡血家，不可发汗，（因血虚气衰患者，虽兼患外感表证。不可武断应用辛温剂发汗解表，发汗则耗伤阴血，损伤阳气，故禁用汗法。若误用）发汗则寒栗而振，（发汗则使气血更虚，亦伤阳气，其阳虚不足以温煦则寒栗；血虚使经脉失于濡润，则振摇）。

50-88

导读：汗家，阳虚者，禁用汗法。

经文：汗家，（指平素最易出汗之人，多是阳气虚弱，卫外不固，营不内守，阴液外泄，因此而易受外感，治宜补阳固表为妥，不可用汗法解表。若）重发汗，（发汗则丢失水分过多，散失热量过多，易损阳伤阴，导致阴阳两虚）；必恍惚心乱，（因阴阳两虚，而使心神失于颐养，心神浮越所为）；小便已阴疼，（阴疼是指尿道疼痛，因阴津不足，而致尿道涩滞失润所为。证乃阳虚卫外不固，治以补虚救急，收涩止汗）。与禹余粮丸。

51-89

导读：阳虚有寒者，禁用汗法。

经文：病人（阳虚）有寒，（虽兼有风寒表证，不可单用辛温剂发汗解表。若）复发汗，（则更伤阳气，进而导致中焦阳虚，导致）胃中冷，（胃气上逆），必吐蛔。

52-49

导读：误下致里虚，治当补虚扶正，禁用汗法。

经文： 脉浮数者，（表证未解，脉当浮，寒闭阳郁发热，脉当数，合之脉浮数），法当汗出而愈。若下之，身重，心悸者，不可发汗，（提示表证误下则引起身重，心悸，尺中脉微，形成里虚之证，故当禁用汗法解表。因病证在里，而不在表，属虚不属实。发汗解表，对里虚，自当为禁）。当自汗出乃解，（对于里虚证，当用补虚扶正使阴平阳秘，须表里皆实，津液自和，自然汗出而愈。这是依靠人身自然疗能，自身调整，以恢复健康的方法）。所以然者，尺中脉微，此里虚，须表里实，津液自和，便自汗出愈，（尺中脉微，主里虚证，故曰：此里虚。对于里虚证，不可以用药物发汗，要等待机体进行自我调整后，须表里实，津液自和，自然汗出而愈）。

53-50

导读： 营血不足，虽有表证，禁用汗法。

经文： 脉浮紧者，（以脉测证，说明其病为太阳伤寒证），法当身疼痛，（常常因风寒外束，太阳经气不利所为），宜以汗解之。假令尺中迟者，不可发汗，（脉象尺部迟，说明营血不足，鼓血无力所为。提示营血不足之人，虽有表证，也不可用辛温之剂，发汗解表）。何以知然？（因汗血同源，发汗必伤营血，故曰）以荣气不足，血少故也。

3. 兼证四条

(1) 葛根汤证

54-31

导读： 太阳伤寒兼太阳经气不舒证治。（原文顺序略有调整）。

经文： 太阳病（太阳伤寒证），无汗、恶风，（因风寒外束肌表，卫阳被遏，营阴郁滞所为。是太阳伤寒证的外证）；项背强几几，（是风寒外束，太阳经气不舒，阴液敷布失常，经脉失于濡养所为。证乃太阳伤寒证兼太阳经气不舒，治以发汗），葛根汤主之。

方药：葛根汤方

功用：发汗解表，升津舒经。

组成：葛根四两，麻黄（去节）三两，桂枝（去皮）二两，生姜（切）三两，甘草（炙）二两，芍药二两，大枣（擘）十二枚。

用法：上七味，以水一斗，先煮麻黄、葛根，减二升，去白沫，内入诸药，煮取三升，去渣，温服一升。覆取微似汗，余如桂枝法，将息及禁忌，诸汤皆仿此。

方义：方以桂枝汤减轻桂、芍剂量，加入麻黄、葛根而成。葛根为主药，性味甘辛微凉，可解肌退热，常与解表剂配伍，益津液，舒经脉，以疗项背拘急出名。且能入脾胃，生津止利。桂枝汤减少桂、芍，加进麻黄，一为调和营卫，以利太阳经气运行；二为发汗解表，主治恶风无汗证。此为经气受阻，津液难以升达，故不能峻汗，而以桂枝汤加葛、麻，组成新方。

专治项背强几几，凡符合方义者，应用常获奇效。

（2）葛根加半夏汤证

55-32

导读：太阳伤寒与阳明合病，下利证治。

经文：太阳与阳明合病者，（是两者同时发病，即太阳表证和阳明病同时出现），必自下利，（是风寒外束肌表，不得外解，易内迫阳明大肠，传导太过所为。证乃太阳伤寒与阳明合病兼下利证，治以发汗解表，兼以止利），葛根汤主之。

56-33

导读：太阳与阳明合病呕逆证治。

经文：太阳与阳明合病者，（因表寒束闭，内迫阳明，导致胃气上逆，故）不下利，但呕者，（证乃太阳阳明合病呕逆证，治以发汗解表，降逆止呕），葛根加半夏汤主之。

方药：葛根加半夏汤

功用：发汗解表，降逆止呕。

组成：葛根四两，麻黄（去节）三两，甘草（炙）二两，芍药二两，桂枝（去皮）二两，生姜（切）三两，半夏（洗）半升，大枣（擘）十二枚。

用法：上八味，以水一斗，先煮葛根、麻黄，减二升，去白沫，内入诸药，煮取三升，去渣，温服一升，覆取微似汗。

方义：方以葛根汤加半夏而成。葛根汤解表散寒，疏通经气；半夏味辛平有毒，临床可用姜半夏，和胃降逆止呕。

服法同葛根汤。

(3) 大青龙证

57-38

导读：太阳伤寒兼里热的证治及大青龙汤禁例。（原文顺序略有调整）。

经文：太阳中风，（太阳中风当为太阳伤寒证，为外感风寒发病。证见）发热恶寒，身疼痛，不汗出，脉浮紧，（系太阳伤寒证无疑。故脉浮紧或浮缓，总归为风寒在表，卫气被束，营阴郁滞，输送营血抗邪不利之证）；而烦躁者，（不单为太阳伤寒所有，太阳中风亦有。缘由风寒外束，阳气无从宣泄，郁而化热，扰乱心神所为。证乃太阳病兼里热），大青龙汤主之。若脉微弱（主里虚），汗出恶风者，（主表虚，总之表里俱虚，故）不可服之。（若）服之则厥逆，筋惕肉眮，（因大汗亡阳，肌肤经脉无以温养所为），此为逆也。

方药：大青龙汤

功用：辛温解表，兼清里热。

组成：麻黄（去节）六两，桂枝（去皮）二两，甘草（炙）二两，杏仁（去皮尖）四十枚，生姜（切）三两，大枣（擘）十枚，石膏（碎）如鸡子大。

用法：上七味，以水九升，先煮麻黄，减二升，去上沫，内入诸药，煮取三升，去渣，温服一升，取微似汗。汗出多者，温粉扑之。一服汗者，停后服。若复服，汗多亡阳遂虚，恶风，烦躁，不得眠也。

方义： 方以麻黄汤重用麻黄、炙甘草，减杏仁加生石膏、生姜、大枣组成。麻黄汤重用麻黄六两，与桂枝三比一，更用生姜为伍，可称发汗峻剂。以太阳伤寒、成外寒内热之局。证见不汗出，烦躁，必速发汗，以解表邪。内清郁热，故加石膏，石膏乃甘寒之品，内清热而无碍宣发，与麻黄为伍，寒热互制，极富特点。麻黄辛温发汗，以防石膏太寒；石膏甘寒，防麻黄太热。炙甘草、大枣补中以资汗源；杏仁减量，因未言喘逆之重，而麻黄宣散之力亦甚，故杏仁减量即可。

此为《伤寒论》之名方，凡属太阳伤寒兼里热，或外寒内热，即可投用，常获速效。

58-39

导读： 再述太阳伤寒兼里热证的诊治。

经文： 伤寒，脉浮缓，身不疼，但重，乍有轻时，（是太阳伤寒，感邪较轻，正邪相争不甚。身重乍有轻时，是病偏于表，阳气有暂通之时。又）无少阴证者，（且无少阴畏寒、肢厥，下利清长，脉沉微等阳虚见证，证明本证并非少阴阳虚证，而是太阳伤寒兼里热烦躁证，感邪较轻。若为少阴阳虚寒湿阻滞，其身重绝无乍轻乍重之象，因心肾阳虚难有自振之机。证乃太阳伤寒兼里热证，治以发汗解表，清热除烦），大青龙汤发之。

（4）小青龙汤证

59-40

导读： 太阳伤寒兼里停水饮证治。

经文： 伤寒表不解，（指太阳伤寒证，如恶风寒、发热、无汗，脉浮紧等），心下有水气，（表明本证里停水饮，本证主要表现为）干呕，发热而咳，（为水饮干犯肺胃，肺失宣降，胃气上逆，致呕致咳；发热为表邪外束，正邪相争剧烈所为。或有症皆有水饮为患，如水饮内停，不能化生津液，则）或渴；（水饮下迫大肠，则）或利；（水饮阻碍气机，上壅肺胃通路，则咽喉）或噎；（肺失通调，水道不利，则）或小便不利、少腹满；（水饮犯肺，肺失宣降，则）或喘者。（综上证乃太阳伤寒兼里停水饮证），小青龙汤主之。

方药：小青龙汤

功用：辛温解表，兼温化水饮。

组成：麻黄（去节）三两，芍药、细辛、干姜、甘草（炙）、桂枝（去皮）各三两，五味子半升，半夏（洗）半升。

用法：上八味，以水一斗，先煮麻黄减二升，去上沫，内入诸药，煮取三升，去渣，温服一升。视情加减再服。

若渴，去半夏，加栝蒌根三两；若微利，去麻黄，加荛花，如一鸡子，熬令赤色；若噎者，去麻黄，加附子一枚，炮；若小便不利、少腹满者，去麻黄，加茯苓四两；若喘，去麻黄，加杏仁半升，去皮尖。且荛花不治利，麻黄主喘，今此语反之，疑非仲景意。

方义：方以麻黄汤、桂枝汤合方，去杏仁、生姜、大枣，加干姜、细辛、半夏、五味子组成。麻黄，发汗平喘利水，配桂枝增强通阳宣散之力；芍药配桂枝，调和营卫；干姜大辛大热，配细辛，性温散寒温肺，化痰涤饮；五味子，味酸性温，敛肺止咳；半夏，味辛温有毒，燥湿祛痰，降逆止呕；炙甘草，调和诸药。方以解表涤痰著名。

方以涤痰为主，凡表里证有痰饮者，可予投用。大小青龙汤，以比喻命名，形容青龙治水翻江倒海之意。

60-41

导读：太阳伤寒兼停水饮证的诊治。

经文：伤寒，心下有水气，（提示外有表寒，里有停饮的小青龙汤证），咳而微喘，发热不渴（此是青龙汤证一种类型的主要特点，其病机为表邪不解，水饮内停，上逆于肺，肺气不宣而为之）。服汤已，渴者，（因寒邪得解，水饮温化，而津液一时敷布不足，则渴。证乃太阳伤寒兼水饮内停，治以辛温解表，兼温化水饮），此寒去欲解也，小青龙汤主之。

三、太阳表郁轻证

1. 表郁不解证

(1) 桂枝麻黄各半汤证
61-23

导读：太阳病日久不解，三种转归及表郁轻证。（原文顺序略有调整）。

经文：（本条证候具有三个特点：一是）太阳病，得之八九日，（说明太阳病日久不愈；二是）如疟状，发热恶寒，热多寒少，一日二三度发，（即阵发性恶寒与发热同时并见，发热重恶寒轻；三是）其人不呕，（反映外邪未传入少阳）。清便欲自可，（即大小便尚如常，亦表明未传阳明。综上，虽患病日久，但病仍在表，可从表证论治。病延日久，不愈可有三种转归：其一），脉微缓者，（为脉象由浮紧转趋和缓，是正复邪却之佳兆，故曰）为欲愈也；（其二，若见）脉微而恶寒者，此阴阳俱虚，（即脉象微弱无力，恶寒加重，说明表里阳气俱虚，故）不可更发汗、更下、更吐也；（其三，若见）面色反有热色者，身必痒，未欲解也，（为当汗失汗，邪郁不解，阳郁不宣，即属表郁轻症。因邪热轻，既非麻黄汤所宜。肌腠闭塞，又非桂枝汤所宜。二方合用，并小制其服，使其"小汗出"），以其不能得小汗出，宜桂枝麻黄各半汤。

方药：桂枝麻黄各半汤

功用：辛温轻剂，小发其汗。

组成：桂枝（去皮）一两十六铢，芍药、生姜（切）、甘草（炙）、麻黄（去节）各一两，大枣（擘）四枚，杏仁（汤浸，去皮尖及两仁者）二十四枚。

用法：上七味，以水五升，先煮麻黄一二沸，去上沫，内入诸药，煮取一升八合，去渣，温服六合。本云：桂枝汤三合，麻黄汤三合，并为六合，顿服。将息如上法。

方义：方以麻、桂二方各取 1/3 量合煎，其比例为 1：1，故名桂枝麻黄各半汤。较麻黄汤发汗力缓和，较桂枝汤稍大，此为发汗轻剂。

温分三服，或顿服。

（2）桂枝二麻黄一汤证

62-25

导读：大汗致表邪未尽的证治。

经文：（太阳中风证），服桂枝汤，（出汗太少或太多，均不当），大汗出，（而不见阳明里热证象，且发热、恶寒，头痛诸症未除，说明表证未除），脉洪大者，（乃汗出之时，卫阳浮盛于外，鼓动血脉有力使然。证乃太阳中风证仍在），与桂枝汤，如前法。若形似疟，一日再发者，（服药后，发热恶寒是阵发性，状如疟疾，伴见面红、身痒，说明大汗后正虚邪微，属表郁轻症），汗出必解，宜桂枝二麻黄一汤。

方药：桂枝二麻黄一汤

功用：辛温轻剂，微发其汗。

组成：桂枝（去皮）一两十七铢，芍药一两六铢，麻黄（去节）十六铢，生姜（切）一两六铢，杏仁（去皮尖）十六个，甘草（炙）一两二铢，大枣（擘）五枚。

用法：上药七味，以水五升，先煮麻黄一二沸，去上沫，内入诸药，煮取二升，去渣，温服一升，日再服。本云：桂枝汤二分，麻黄汤一分，合为二升，分再服，今合为一方，将息如前法。

方义：方以桂枝汤与麻黄汤，二比一用量的合方。与桂枝麻黄各半汤相比，桂枝汤略增，麻黄汤略减，故其发汗能力更小，称为微发其汗。

取桂枝汤二，麻黄汤一，水煎取液。分日再服，或分再服。

2. 表郁内热证

63-27

导读：太阳郁热兼里热轻证的证据及其禁例。（原文顺序略有调整）。

经文：太阳病，发热恶寒，热多寒少，（说明太阳表郁），宜桂枝二越婢一汤（此方微发其汗，兼清里热。以方测证当有内热轻证如心烦口渴等。综上证乃太阳表郁内热轻证，治宜微发其汗兼清里热，故用桂枝二越婢一汤）。脉微弱者，（因阳气大虚，鼓脉无力所为）。此无阳也，不可发汗，（以免发汗过多，失水太多，散热太多，亡阳也）。

方药：桂枝二越婢一汤

功用：微发其汗，兼清里热。

组成：桂枝（去皮）、芍药、麻黄、甘草（炙）各十八铢，大枣（擘）四枚，生姜（切）一两二铢，石膏（碎，绵裹）二十四铢。

用法：上七味，以水五升，先煮麻黄一二沸，去上沫，内入诸药，煮取二升，去渣，温服一升。

本云：当裁为越婢汤、桂枝汤合之，饮一升。今合为一方，桂枝汤二分，越婢汤一分。

方义：方以桂枝汤加麻黄、石膏组成。桂枝汤解肌祛风，调和营卫。越婢汤由麻黄、炙甘草、石膏、生姜、大枣组成，功为辛凉轻剂，两方2：1合成，发越郁阳，兼清泄里热之功。显然石膏辛寒，以清泄里热著称。

64-48

导读：太阳病发汗不彻的转归及证治。

（原文分三段：1. 句首至"不恶寒"；2. 从"若太阳病证不罢者"至"当解之熏之"；3. 从"若发汗不彻"至段末）。

经文：

（1）二阳并病，（太阳病未解，风寒入里，出现阳明病）。太阳初得病时，（当发其汗）。发其汗，汗先出不彻，因转属阳明，续自微汗出，不恶寒，（是病人由无汗变为持续不断的自汗出，由发热恶寒，变为不恶寒但发热，为二阳并病。进而转成阳明病，已非二阳并病，当用清下阳明热燥）。

（2）若太阳病证不罢者，（因二阳并病，太阳病未罢治宜先表后里，不可武断攻下，故曰）不可下，下之为逆，（变证丛生。若误用清下，必致表邪尽陷入里），如此可小发汗。设面色缘缘正赤者，（面色持续通红），阳气怫郁在表，（阳气闭遏，余邪郁表），当解之熏之，（小发其汗，以解在表之余邪）。

（3）若发汗不彻，不足言，（不值一提）。阳气怫郁不得越，（既未转属阳明，又未致二阳并病，而形成了邪微正虚之表郁轻证），当汗不汗，（阳郁扰神），其人躁烦，（周身不适，心烦不安，不知所措），不知痛处，乍在腹中，乍在四肢，按之不可得，其人短气（肺气因表，闭而失宣故也），但坐以汗出不彻故也，（表邪仍在），更发汗则愈。何以知汗出不彻？以脉涩故知也，（脉涩主营血不足，发汗不彻，阳气怫郁，推动营血无力所为）。

第三节　太阳里证

一、蓄水证

65-71

导读：胃津不足与蓄水证的证治。（原文顺序略有调整）。

经文：太阳病，（正确治法是发汗，若发汗不得法，汗出过多，通常有伤津和伤阳两种变化。一是伤津，因）发汗后，（外邪虽解）大汗出，（丢失水分过多损伤津液，使胃中津液不足，导致）胃中干，烦躁不得眠，（因胃不和，扰神所致）；欲得饮水者，少少与饮之，令胃气和则愈，（因津液不足，口渴自救，予以汤水，少量频饮，使津液渐复，胃气自能调和，诸症得除。二是伤阳），若脉浮，微热，（因为发汗后，外邪不解，故脉浮，微热；并且外邪随太阳经脉入里，致膀胱气化失常，水道不利，邪与水结而成蓄水证）。小便不利，（因大汗后伤阳，致膀胱气化失常，津液无以输布所为）；消渴者，（蓄水证之口渴，喝水后，因气化不利而蓄水益甚，津液愈不行，故饮不得解渴，故名消渴。证乃胃津不足与蓄水证），五苓散主之。

方药：五苓散

功用：化气行水，兼以解表。

组成：猪苓（去皮）十八铢，泽泻一两六铢，白术、茯苓各十八铢，桂枝（去皮）半两。

用法：上药，捣为散，以白饮和服方寸匕，日三服。多饮暖水，汗出愈。如法将息。

方义：云苓、猪苓，健脾利水，渗湿利水，为主药，故名为五苓散；白术，健脾利湿，泽泻渗湿利水；桂枝，通阳化气，兼以解表。五药共奏化气行水，通里达表之功。

主治重点，在于化气行水，不拘有无表证。为使散剂取得速效，服药后喝热粥，或临床改为汤剂加减应用，效佳。

66-74

导读：蓄水重证之证治。

经文：中风发热，六七日不解而烦，（医者误为中风发热，六七日不解，又用汗法，汗出过多，丢失水分太多，散热过多，既损津液，导致内燥，又损伤阳气，故曰）有表里证，（表证指太阳中风、发热恶寒等，里证指烦渴，小便不利等）。渴欲饮水，（因膀胱气化不利，津不上承为之）；水入则吐者，

（以水气犯胃，胃失和降，气逆为之）。名曰水逆，（证乃蓄水重症，治以温阳化气，利水渗湿），五苓散主之。

67-127

导读：水停中焦与水蓄下焦的辨证要点。

经文：太阳病，小便利者，（因水停中焦，无碍膀胱气化，故小便通利）；以饮水多，必心下悸，（由于水停中焦，脾胃运化水湿失职，水气凌心为之）；小便少者，（由于饮水过多，水蓄下焦，膀胱气化失职为之）；必苦里急也，（是指小腹部急迫胀满。因饮水过多，水停下焦，气机不畅为之。可见小便利与不利是辨证要点）。

二、蓄血证

68-106

导读：蓄血轻症之证治。

经文：太阳病不解，（病邪化热入里，循经入下焦），热结膀胱，（与瘀血相结于下腹部为之），（瘀热扰乱神志，心神错乱），其人如狂，（称为蓄血证。其转归与正气、邪气有关。一者血结较浅，蓄血自下，邪热可随瘀血而去，所谓）血自下，下者愈。（二者病情较重，邪热与瘀血相结较甚，蓄血已成，瘀血不得自下，其主症是如狂，少腹急结。若）其外不解者，尚未可攻，（以免招致外邪内陷），当先解其外，（宜桂枝汤）。（若）外解已，但少腹急结者，（证乃蓄血证），乃可攻之，（攻逐瘀血，泄其邪热），宜桃核承气汤。

方药：桃核承气汤

功用：活血化瘀，通下瘀热。

组成：桃仁（去皮尖）五十个，大黄四两，桂枝（去皮）二两，甘草（炙）二两，芒硝二两。

用法：上五味，以水七升，煮取二升半，去渣，内入芒硝，更上火微沸，下火，先食温服五合，日三服，当微利。

方义：方以调胃承汤减芒硝用量，加桃仁、桂枝而成。桃仁苦平，活血通瘀；桂枝温阳活血，以助桃仁。调胃承气汤，苦寒泻下，促使瘀热下行。

本方泻热逐瘀，治疗蓄血症的轻剂。

注意三点：以煎出液，烊化芒硝；空腹温服；因芒硝量少，药后当微利。

69-124

导读：蓄血重症之证治。

经文：太阳病六七日，表证仍在，（测脉当浮），（今）脉微而沉，（说明表邪已内陷，有可能形成结胸），反不结胸，（指出病邪结在血分，而未在气分）。其人发狂者，以热在下焦，少腹当硬满，（为邪热与瘀血结于下焦，影响气机运行，且上扰心神而发狂。发狂较如狂为重，硬满较拘急为甚，故为蓄血重症）。小便自利者，（说明膀胱气化属正常，非蓄水证，病在血分，故）下血乃愈。所以然者，以太阳随经，瘀热在里故也，（证乃蓄血重证），抵当汤主之。

方药：抵当汤

功用：破血逐瘀。

组成：水蛭（熬），虻虫（去翅足，熬）各三十个，桃仁（去皮尖）二十个，大黄（酒洗）三两。

用法：上药，以水五升，煮取三升，去渣，温服一升，不下，更服。

方义：抵当汤，适于蓄血重证，选用破血逐瘀药物，专门破解坚固之瘀血，非尖锐攻伐之品不得担当大任，故名曰抵当汤。水蛭、虻虫为主药，直入血络，破血逐瘀；桃仁活血化瘀，更配大黄，荡涤瘀热。四品配合，因势利导，使瘀血从下而出。

本方为攻伐逐瘀之峻方，诊断确为蓄血重症，可用。临床中病即止，不可久用。对体质虚弱者及孕妇禁用。

70-125

导读：补述蓄血重证及辨证要点。

经文：太阳病，身黄，（为蓄血重证，血已瘀结，色不外荣所为），脉沉结、少腹硬（系血结下焦，血行不畅所致。身黄与少腹满，亦见于湿热内蕴，应见）小便不利者，（故）为无血也；小便自利，其人如狂者，（邪不在气分，而在血分，属下焦蓄血无疑。证乃）血证谛也，（治以破血逐瘀），抵当汤主之。

71-126

导读：蓄血、蓄水之鉴别，及蓄血重证之施治法。

经文：伤寒有热，（是太阳表证未罢），少腹满，应小便不利，（若为蓄水证，以表邪内陷，与水互结于下焦，致膀胱气化失常，邪结不甚所为。若）今反利者，（系病在血分，膀胱气化尚正常，血蓄下焦，邪结较重），为有血也，当下之，不可余药，（不可留下药渣），宜抵当丸。

方药：抵当丸

功用：破血逐瘀，缓以图之。

组成：水蛭（熬）二十个，虻虫（去翅足，熬）二十个，桃仁（去皮尖）二十五个，大黄三两。

用法：上药，捣分四丸，以水一升，煮一丸，取七合服之，视情更服。

方义：丸之组方，功效与汤相同，改汤做丸，分为四丸，剂量较小，煮丸取汁，连渣服下。

若一天后，不下血，可再服。

第四节　太阳病变证

一、概论

1. 变证治则

72-16

导读：太阳病变证的概念及治则。这是《伤寒论》最为重要的一条，其主题即是"辨证论治"。它适于已知的病种，及未知的新病种。如艾滋病，SARS 等。

经文：太阳病三日，已发汗，（太阳表证，发汗本为正治，但汗不如法，或病重药轻，外邪不能随汗而解，此时如表证仍在，尚可再汗。医生不明病理，误用）若吐、若下、若温针，仍不解者，此为坏病，（而变证），桂枝不中与之也。（变证随体质、邪气、误治而异，出现寒热、虚实、表里、阴阳不同病理变化，而且变证之间，也无规律可求。对变证的处理，应该）观其脉证，知犯何逆，随证治之，（即重新运用四诊收集病情，审定病因，探讨病理，研究证候，八纲辨证，求得病性，确立病证，据证立法，依法选方，斟酌用药）。桂枝本为解肌，若其人脉浮紧，发热，汗不出者（实为太阳伤寒证，非太阳中风证），不可与之也。常须识此，勿令误也。

2. 辨虚证实证

73-70

导读：辨发汗后，虚实两种转归。

经文：（太阳表证，发汗本为太阳表证的正治，若发汗不如法，可伤津，亦可伤阳，此因人体质差异而有不同转归。今）发汗后，恶寒者，（阳虚之人，常常因过汗使阳气更虚，温煦不足，而恶寒），虚故也；（若）不恶寒，但热者，（阳气旺盛之人，发汗过多，则易化燥伤津所致），实也。（如出现热燥初结胃肠者，属于实热证，治）当（泻热）和胃气，与调胃承气汤。

方药：调胃承气汤

功用：泻热和胃，润燥软坚。

组成：芒硝半升，甘草二两（炙），大黄四两（去皮，清酒洗）。

用法：上三味，以水三升，煮取一升，去滓，内入芒硝，微火更煮两沸，顿服。

方义：阳明病，腑气不通，但又无结屎。运用白虎汤、大承气汤皆不适合。调气承气汤用大黄苦寒，泻热通腑，推陈致新，然无枳实、厚朴相助，则泻热有功，而无克伐之虞。配芒硝，咸寒软坚，泻热润燥，是以芒硝为伍，旨在泻热通腑，而攻坚破结之力较弱；又与甘草相伍，补中益气，使咸寒之剂无伤中耗液之弊。

服法：分温再服，尤有妙意。盖因无阳明热燥所致谵语，而下证不全，故少量与服，只求泻热而已，以免耗伤津液。

74-60

导读：指出下后，复汗致阴阳两虚的变证。

经文：下之后，（大多丢失水分过多，从里损伤阴液）复发汗，（大多从表，损伤阳气），必振寒，（阳虚肌表失于温煦故也）；脉微细，（脉微主阳虚鼓动血脉无力，脉细主阴虚，脉道不充所致）。所以然者，以内外（阴阳）俱虚故也。

3. 辨真假寒热

75-11

导读：以病人的喜恶，辨寒热真假。

经文：病人身大热，（以逻辑推理来说，如属热证，一定"不欲近衣"，现在）反欲得衣者，（表明不属热证，为阴寒内盛，阳虚浮越所为），热在皮肤，（指外有假热），寒在骨髓也，（指内有真寒）。身大寒，（以逻辑推理来说，如属寒证，一定"欲得衣"，现在）反不欲近衣者，（表明不属寒证，为热邪郁遏于内，阳气不能透达于外所为），寒在皮肤，（指外有假寒），热在骨髓也（指内有真热）。

76-120

导读：太阳表证误吐，导致胃中虚寒及胃虚假热的辨证。

经文：太阳病，当恶寒发热，（太阳病，为邪在表，当有恶寒、发热、脉浮等表证，治当汗解。今患者不恶寒，发热，说明表证已解），今自汗出，反不恶寒发热，关上脉细数者，（可推断）以医吐之过也。（因吐法，有向外向上寓有发散作用，表证虽解，误致胃气损伤，故曰医之过也。吐之变证，轻者，病程较短，邪气轻浅，胃气受损不重。其证候）一二日吐之者，腹中饥、口不能食；（重者）三四日吐之者，不喜糜粥，欲食冷食，（因胃有虚假热故也）；朝食暮吐，（冷食进胃，因胃中虚冷，不能消谷而停滞，久之必逆而吐出。何以为然）？以医吐之所致也，此为小逆。（因表邪已解，不致内陷，病变局限于胃部，谓小逆）。

77-122

导读：汗后致胃寒吐逆证，辨数脉寒热真假。

经文：病人脉数，数为热，（系主胃热），当消谷引食，而反吐者，此以发汗，（过汗伤阳），令阳气微，膈气虚，（实指胃气虚火。胃中虚阳躁动，则见）脉乃数也。数为客热，（一般说脉数为热，脉迟为寒。胃寒之证，见脉数，则是假象，故称客热。应该伴见纳呆，食少，呕吐物多澄澈清冷，口不渴，苔白滑，脉数无力。若胃热之证，则消谷引食，或食已即吐，呕吐物多腐臭，口渴，苔黄干，脉数有力）。不能消谷，以胃中虚冷，（无热腐熟，胃气上逆）故吐也。

二、热证

1. 栀子豉汤类证

(1) 栀子豉汤证、栀子甘草豉汤证，栀子生姜豉汤证

78-76

导读：汗吐下后，热扰胸膈的证治。

经文：发汗后，（损伤胃阳，不得腐热水谷；胃气不降而上逆，故）水药不得入口，为逆。若更发汗，（胃阳受损加

重），必吐下不止。发汗吐下后，（无形热邪，郁遏胸膈，故）虚烦不得眠。若剧者，（热郁胸膈，扰神加重），必反复颠倒，心中懊憹，栀子豉汤主之；若少气者，（因热郁胸膈，损伤中气所致。证乃郁热扰神），栀子甘草豉汤主之；若呕者，（以胃气因热扰而上逆所为，证乃胃热上逆），栀子生姜豉汤主之。

79-77

导读：热郁胸膈，胸中窒塞的证治。

经文：发汗，若下之，（因热邪不为汗下所解，郁热之邪，留扰胸膈，气机阻滞，故）而烦热，胸中窒者（此是指胸部烦闷、憋闷之感。证乃郁热扰于胸膈，治以清宣郁热），栀子豉汤主之。

80-78

导读：热郁胸膈，心中结痛的证治。

经文：伤寒五六日，大下之后，身热不去，（表证未罢，仍应从表解，若大下之后，身热不去，并见）心中结痛者，未欲解也，（可知病情未解，外邪入里化热，郁结胸膈，气机壅滞所为。心烦最轻，心中懊憹较甚，胸中窒更甚，胸中结痛最甚，但四者总为无形邪热郁扰于胸。综上证乃郁热扰于胸膈，治以清宣郁热，故）栀子豉汤主之。

方药

1）栀子豉汤

功用：清宣郁热。

组成：栀子（擘）十四个，香豉（绵裹）四合。

用法：上二味，以水四升，先煮栀子，得二升半，内入豉，煮取一升半，去渣，分二服。温进一服，视情再服。（得吐者，止后服）。

方义：方以栀子苦寒，清热除烦；豆豉轻浮，宣透解郁。两药配伍，清中有宣，宣中有降，为清宣胸中郁热，治虚烦懊憹之良方。先煎栀子取其味，后纳豆豉取其气，方能发挥栀子、豆豉一清一宣的治疗作用。

2）栀子甘草豉汤

功用：清宣郁热。

组成：栀子（擘）十四个，甘草（炙）二两，香豉（绵裹）四合。

用法：上三味，以水四升，先煮栀子、甘草得二升半，内入豉，煮取一升半，去渣，分二服。温进一服，得吐者，止后服。

方义：方以栀子豉汤加甘草而成。栀子、豆豉清宣郁热；甘草味甘和缓，补中益气，又不助热。三药相伍，共奏清宣郁热之功。

3）栀子生姜豉汤

功用：清宣郁热。

组成：栀子（擘）十四个，生姜（切）五两，香豉（绵裹）四合。

用法：上三味，以水四升，先煮栀子、生姜得二升半，内入豉，煮取一升半，去渣，分二服，温进一服，得吐者，止后服。

方义：方以栀子豉汤加生姜而成。栀子、豆豉清宣郁热，生姜降逆止呕。三药相伍，共奏清宣郁热，降逆止呕之功。

（2）栀子厚朴汤证

81-79

导读：热扰胸膈，心烦腹痛的证治。

经文：伤寒下后，（因邪热留扰胸膈，故）心烦；（因热壅气滞，故）腹满；（因胸腹气机壅滞，热扰心神，心烦则）卧起不安者。（证乃热扰胸膈，腑气壅滞，清热除烦，宽胸除满），栀子厚朴汤主之。

方药：栀子厚朴汤

功用：清宣郁热，宽中消满。

组成：栀子（擘）十四个，厚朴（炙，去皮）四两，枳实（水浸，炙令黄）四枚。

用法：上药，以水三升半，煮取一升半，去渣，分二服，温进一服，得吐者，止后服。

方义：方以栀子甘寒，清热除烦，厚朴苦温，行气消滞，枳实苦寒，破结消痰。三药配合，清热除烦，宽中消满。临床随机加减，常获良效。

(3) 栀子干姜汤证

82-80

导读：热扰胸膈，兼中寒下利的证治。

经文：伤寒，医以丸药大下之，（因损伤脾胃，致中焦虚寒，并下后，外邪乘虚内陷，留扰胸膈，形成上焦有热，故）身热不去，微烦者，（指上述心烦不得眠为轻），栀子干姜汤主之。（至于中焦有寒，以药测证，当有食少便溏，腹满腹痛，方用干姜温中散寒以治之）。

方药：栀子干姜汤

功用：清上温中。

组成：栀子（擘）十四个，干姜二两。

用法：上药，以水三升半，煮取一升半，去渣，分二服，温进一服，得吐者，止后服。

方义：方以栀子苦寒，清热除烦，以彻上焦之热；干姜辛热，温脾散寒，以祛中寒。二药配伍，清上温中，奏效显著。

(4) 栀子汤禁例

83-81

导读：栀子汤的禁例。

经文：凡用栀子汤，（是指上述诸条栀子豉汤及其类方），病人旧微溏者，（即指素体脾胃阳虚或脾肾阳虚，以大便稀溏为主之人），不可与服之，（以栀子药性苦寒，易伤阳气。"旧微溏者"用之必致中阳更虚，泻利更重，故禁用）。

2. 麻黄杏仁甘草石膏汤证

84-63

导读：汗下后邪热壅肺致喘的证治。（原文顺序略有调整）。

经文：发汗后，汗出而喘，（以肺合皮毛，邪热迫津，故见汗出；汗下后，邪热不解，内迫于肺，肺热壅盛，不得宣降故喘），无大热者，（指肌表无热者），不可更行桂枝汤。（证乃肺热作喘，治以清热平喘），可与麻黄杏仁甘草石膏汤。

85-162

导读：下后，邪热壅肺作喘的证治。

经文：下后，不可更行桂枝汤，（因邪已由表入里，肺热壅盛，故不可更行桂枝汤）。若汗出而喘，无大热者，可与麻黄杏子甘草石膏汤。（162 与 63 经文内容相近，不再讨论）。

方药：麻黄杏仁甘草石膏汤

功用：清宣肺热。

组成：麻黄（去节）四两，杏仁（去皮尖）五十个，甘草（炙）二两，石膏（碎，绵裹）半斤。

用法：上四味，以水七升，先煮麻黄，减二升，去上沫，内入诸药，煮取二升，去渣，温服一升。视情再服。

方义：方以麻黄汤去桂枝加石膏而成。本方为清热宣肺平喘的代表名方。麻黄辛温宣肺定喘；石膏甘寒，直清肺热。二药配伍，清宣肺中郁热而定喘。重用石膏，兼制麻黄辛温发散之力。杏仁宣降肺气，配伍麻黄止咳平喘。

此方是治疗小儿麻疹性肺炎的名方。屡用屡效。

3. 白虎加人参汤证

86-26

导读：服桂枝汤后阳明热盛，气津二伤的证治。

经文：服桂枝汤，（遍身漐漐微似有汗者，效佳，如发汗太多，易生变证。今服桂枝汤，大汗出伤津助热，促使邪热转属阳明），大汗出后，大烦渴不解，（是本证的主要证候，也是辨证的关键，是阳明热盛气津两伤所为），脉洪大者，（乃是阳明里热蒸腾，气血充盈所为。证乃阳明热盛，气津两伤，治以辛寒清热，益气生津），白虎加人参汤主之。

方药：白虎加人参汤

功用：辛寒清热，益气生津。

组成：知母六两，石膏（碎，绵裹）一斤，甘草（炙）二两，粳米六合，人参三两。

用法：上五味，以水一斗，煮米熟，汤成去渣，温服一升，日三服。

方义：方以白虎汤加人参而成。白虎汤清阳明气分之热，以防止津气再伤，因热已伤津气，故白虎汤内加人参益气生津。

4. 葛根黄芩黄连汤证

87-34

导读：太阳病误治，里热挟表邪下利的两种证治。

经文：太阳病，桂枝证，医反下之，利遂不止，（其证属表属里，须具体辨别证脉）。（若）脉促者，（说明其人阳气盛，正气仍有抗邪外达之力，外邪尚未全陷于里，原有桂枝证仍在，故曰）表未解也。（若下利）喘而汗出（同见）者，（知外邪已入里化热，热迫肠腑，传导失职，故见下利；因肺与大肠相为表里关系，肠热上承于肺，肺失宣降，故喘；邪热迫津外泄则汗出。证乃表邪入里化热，治以清热止利兼以解表），葛根黄芩黄连汤主之。

方药：葛根黄芩黄连汤

功用：清热止利，兼以解表。

组成：葛根半斤，甘草（炙）二两，黄芩三两，黄连三两。

用法：上四味，以水八升，先煮葛根，减二升，内入诸药，煮取二升，去渣，分温再服。

方义：方以葛根、黄芩、黄连加炙甘草而成。葛根轻清升发，升津止利，又能透邪；二黄苦寒，清热厚肠，坚阴止利；炙甘草甘缓和中，调和诸药。四药配伍，擅长清热止利，兼以解表，凡是邪热伤肠下利者，不论表证有无，一剂奏效。

三、虚寒证

1. 心阳虚证

（1）桂枝甘草汤证

88-64

导读：发汗过度而致心悸的证治。（原文顺序略有调整）。

经文：发汗过多，（是言本证的成因）。心下悸，（因汗为心之液，由阳气蒸化而成，故发汗过多，损伤心阳而致心悸）；其人叉手自冒心，欲得按者，（由于心阳损伤，心失阳气的卫护，则空虚无主，心中悸动不安，故其人叉手覆盖，欲得按之，即"自冒心"，以助其阳卫护心脏，证乃心阳虚心悸），桂枝甘草汤主之。

方药：桂枝甘草汤

功用：补益心阳。

组成：桂枝（去皮）四两，甘草（炙）二两。

用法：上药，以水三升，煮取一升，去渣，顿服。

方义：方以桂枝辛甘性温，入心助阳；甘草甘温，益气补中。二药相配，辛甘生阳，悸动则安。

（2）桂枝甘草龙骨牡蛎汤证

89-118

导读：心阳虚烦躁之证治。

经文：（以）火（疗而致）逆，（又行）下之，（一逆再逆）。因烧针（劫汗，迫使汗液外泄心阳受损，心神失于温养，又不能潜敛于心，心神浮越于外，神志无主而致）烦躁者，（证乃心阳虚烦躁，治以补益心阳，潜镇安神），桂枝甘草龙骨牡蛎汤主之。

方药：桂枝甘草龙骨牡蛎汤

功用：补益心阳，潜镇安神。

组成：桂枝（去皮）一两，甘草（炙）二两，牡蛎（熬）二两，龙骨二两。

用法：上药，以水五升，煮取二升半，去渣，温服八合，日三服。

方义：方以桂枝、甘草，辛甘生阳，温通心阳，此乃桂枝甘草汤之意。本证因心阳亏虚，心神失养，不得潜藏，故用龙骨、牡蛎潜镇安神，以治烦躁。

本方临床加减，多用于心阳虚而心神不宁之证，效果甚佳。

（3）桂枝去芍药加蜀漆牡蛎龙骨救逆汤证

90-112

导读：伤寒误用火法，亡失心阳，导致惊狂的证治。

经文：伤寒脉浮，（邪在肌表，当用汗法），医以火迫劫之，亡阳。（汗出过多，亡失心阳，促使心神不得潜敛，浮越于外），必惊狂，卧起不安者，（证乃亡失心阳导致惊狂），桂枝去芍药加蜀漆牡蛎龙骨救逆汤主之。

方药：桂枝去芍药加蜀漆牡蛎龙骨救逆汤

功用：补益心阳，镇静安神。

组成：桂枝（去皮）三两，甘草（炙）二两，生姜（切）三两，大枣（擘）十二枚，牡蛎（熬）五两，蜀漆（洗去腥）三两，龙骨四两。

用法：上七味，以水一斗二升，先煮蜀漆，减二升，内入诸药，煮取三升，去渣，温服一升。视情再服。（本云桂枝汤，今去芍药加蜀漆、牡蛎、龙骨）。

方义：方以桂枝汤去芍加蜀漆、龙牡而成。

桂枝、甘草辛甘生阳，温通心阳；生姜、大枣，补益中焦，调和营卫，又能助桂枝、甘草温运心阳，更重用龙骨、牡蛎，重镇安神；蜀漆祛痰饮，通窍安神。诸药相伍，共奏温通心阳，重镇安神祛痰之功。

2. 心阳虚奔豚证

91-117

导读：烧针所致心阳虚奔豚证的证治。

经文：烧针令其汗，针处被寒，（邪乘机而入，留而不去，故针处见）核起而赤者，（又因火劫发汗，而损伤心阳，使水寒之邪，乘机而上），必发奔豚。气从少腹上冲心者，（邪乘阳虚，由下上冲所为。证乃阳虚寒乘），灸其核上各一壮，与桂枝加桂汤，更加桂二两也。

方药：桂枝加桂汤

功用：温通心阳，平冲降逆。

组成：桂枝（去皮）五两，芍药三两，生姜（切）三两，甘草（炙）二两，大枣（擘）十二枚。

用法：上药，以水七升，煮取三升，去渣，温服一升。视情再服。（本云：桂枝汤，今加桂枝满五两，所以加桂者，以能泄奔豚气也。）

方义：方以桂枝汤加重桂枝剂量而成。桂枝、甘草，辛甘合化，温通心阳，而降冲逆；更用芍药、甘草酸甘化阴，以和卫阳；生姜、大枣，佐以桂枝、甘草、化生卫营。诸药共奏，调和营卫阴阳、平冲降逆之功。

92-65

导读：发汗所致心阳虚而欲作奔豚的证治。

经文：发汗后，（导致心阳亏虚，肾水欲动上冲。因心在上而主火，肾在下而主水。若心阳充足，方能震摄肾水；若过汗损伤心阳，心阳不足不能向下温化肾水，肾水无以蒸化则停饮于下，复因心阳虚而蠢蠢欲动，有上冲之势，故）其人脐下悸者，此欲作奔豚。（证乃阳虚奔豚，治以温通心阳，化气行水），茯苓桂枝甘草大枣汤主之。

方药：茯苓桂枝甘草大枣汤

功用：温通心阳，化气行水。

组成：茯苓半斤，桂枝（去皮）四两，甘草（炙）三两，大枣（擘）十五枚。

用法：上四味，以甘澜水一斗，先煮茯苓，减二升，内入诸药，煮取二升，去渣，温服一升，日三服。（作甘澜水法：取水二斗，置大盆内，以杓扬之，水上有珠子五六千颗相逐，取用之。）

方义：方以桂枝甘草汤加茯苓、大枣而成。以桂枝、甘草辛甘生阳，温通心阳为主，而桂枝既助心阳，又能降逆平冲；茯苓利水宁心；大枣健脾利水，诸药共奏健脾利水之效。

3. 脾胃阳虚证

(1) 茯苓桂枝白术甘草汤证

93-67

导读：水气上冲的证治。（原文顺序略有调整）。

经文：伤寒，若吐，若下后，（损伤脾胃，运化失职，水饮停蓄中焦，水饮上逆，凌于心下，诸证丛生）。心下逆满，（因脾虚失运，水停心下，气机不畅而成）；气上冲胸，（乃水饮上冲胸阳为之）；起则头眩，（指头眩而不敢起动。是由心脾阳虚，清阳不升，清窍失养所为）；脉沉紧，（脉沉主水，紧主寒。是由水气为患。证乃阳虚水饮，治当温阳化气，降冲利水为治），茯苓桂枝白术甘草汤主之。发汗则动经，身为振振摇者，（说明若不温阳利水，更发其汗，则脾阳更虚，经脉失于温养，肢体动荡所为）。

方药：茯苓桂枝白术甘草汤

功用：温阳健脾，利水降冲。

组成：茯苓四两，桂枝（去皮）三两，白术、甘草（炙）各二两。

用法：上药，以水六升，煮取三升，去渣，分温三服。

方义：苓桂术甘汤是专治痰饮水气之代表方。

茯苓健脾养心，渗湿利水；桂枝温阳化气平冲，故苓桂相配，以通阳化气渗湿利水，使水下利；白术健脾燥湿，脾健则水去，专治脾虚水停之证；甘草补中扶正，又配伍桂枝，辛甘化阳，以消阴翳。诸药相伍，是为主治痰饮良方。临床常以此方加味，治疗痰饮水气病，获效显著。

（2）**茯苓甘草汤证**

94-73

导读：膀胱蓄水与胃虚停水之鉴别证治。

经文：伤寒，汗出而渴者，（若太阳病发汗后，太阳之气受伤，膀胱气化不利，水津不布，难以上承口舌而致渴。证乃膀胱蓄水，治以通阳化气行水），五苓散主之；不渴者，（若太阳病发汗后，胃阳受损，胃失腐熟，以致水停中焦，水津尚能敷布，故口不渴。证乃胃虚停水，治以温胃化饮，通阳利水）。茯苓甘草汤主之。

方药：茯苓甘草汤

功用：温胃化饮，通阳利水。

组成：茯苓二两，桂枝（去皮）二两，甘草（炙）一两，生姜（切）三两。

用法：上药，以水四升，煮取二升，去渣，分温三服。

方义：以茯苓健脾渗湿利水；桂枝通阳化气；重用生姜，温胃散水；甘草和中。四味共奏，温胃化饮，通阳利水之功。

本方治中焦停水，五苓散治下焦蓄水证。

(3) 小建中汤证

95-102

导读： 伤寒里虚，心悸而烦的证治。

经文： 伤寒二三日，心中悸而烦者，（原由里气素虚，心脾不足，气血双亏，心失所养。因心主神志，神志无所主，则心悸；神志不守则烦。此乃寒邪挟里虚之心悸而烦证，治以健脾补中，调补气血），小建中汤主之。

方药： 小建中汤

功用： 健脾补中，调补气血。

组成： 桂枝（去皮）三两，芍药六两，生姜（切）三两，甘草（炙）二两，大枣（擘）十二枚，胶饴一升。

用法： 上药，以水七升，煮取三升，去渣，内入饴，更上微火消解，温服一升，日三服。（呕家不可用建中汤，以甜故也。）

方义： 方以桂枝汤倍芍药加饴糖而成。桂枝汤外能调和营卫，内能调和脾胃、气血、阴阳。重用饴糖，甘温补中，调养中焦，缓急止痛。又合甘草、大枣、补脾益胃。倍芍药，合甘草酸甘化阴，滋阴养血。桂枝、生姜、甘草辛甘化合，温益阳气。共奏辛甘化合易生阳，酸甘合用而益阴，以使脾胃健运，气血充沛，卫营调和，阴平阳秘。

本方以温中健脾，调补气血为主，气血旺，五脏和。此为治疗五脏虚劳病之大法。临床若辨证准确，灵活加减，常获奇效。

(4) 厚朴生姜半夏甘草人参汤证

96-66

导读： 脾虚气滞腹胀的证治。

经文： （伤寒病），发汗后，腹胀满者，（若发汗太过，损伤脾阳，运化失职，或脾阳素虚，复加发汗，两者皆致脾阳更虚，运化无权，湿浊阻滞气机，而致腹胀。证乃脾虚腹胀，治以健脾温运，宽中消胀），厚朴生姜半夏甘草人参汤主之。

方药：厚朴生姜半夏甘草人参汤

功用：健脾温运，宽中消胀。

组成：厚朴（去皮，炙）半斤，生姜（切）半斤，半夏（洗）半升，甘草二两，人参一两。

用法：上药，以水一斗，煮取三升，去渣，温服一升，日三服。

方义：本方由方名中的五味药而组成。厚朴燥湿下气，消胀除满；生姜辛散通阳，健脾散饮；半夏和胃降逆，开结涤痰。三药用量大，重在行气消胀。凡食积、气滞腹胀，皆可用之，疗效甚佳。人参、甘草，补益脾胃，以助运化。诸药配伍，消补兼施，脾虚气滞证宜之。

4. 肾阳虚证

（1）干姜附子汤证

97-61

导读：阳虚欲亡之急证。

经文：（太阳病），下之后，复发汗，（由于先下后汗，而重伤阳气，阳虚则阴盛，阴来迫阳，而致烦躁急证），昼日烦躁不得眠，（阳旺于昼，得天阳之助，能与阴争而为之）；夜而安静，（因入夜则阳气衰而阴气盛，无力与阴气相争而为之）；不呕，（无少阳证）；不渴，（无阳明证）；无表证，（说明无太阳证。总之无三阳可谈）；脉沉微，（沉为阴主里，微主阳衰，乃是少阴阳衰阴盛之候，由此可测知），身无大热者，（乃是阳虚外越之假热。证乃阳虚欲亡之急证，治以急温回阳），干姜附子汤主之。

方药：干姜附子汤

功效：急温回阳。

组成：干姜一两，附子（生用，去皮，切八片）一枚。

用法：上药，以水三升，煮取一升，去渣，顿服。

方义：方由四逆汤去甘草而成。干姜温补脾中之阳，附子温补肾中之阳，俾阳长阴消，易使阳沛而寒消。附子不用生者，嫌其力猛。本方常浓煎顿服，意在速破阴寒。是后人治疗心脏病阳虚证之基础方。

（2）**茯苓四逆汤证**

98-69

导读：误汗下后，阴阳两虚而烦躁之证治。

经文：（太阳病），发汗，（误汗易伤阳气），若下之，（误下易伤阴液，遂致阴阳两虚），病仍不解，烦躁者，（因太阳与少阴相互表里，太阳误治，损伤阴阳之气，使病传少阴。因少阴为水火之脏，内藏至阴至阳，今少阴阴阳两伤，致阴阳不交，水火失济，故见烦躁。证乃阴阳两虚），茯苓四逆汤主之。

方药：茯苓四逆汤

功用：回阳益阴。

组成：茯苓四两，人参一两，附子（生用，去皮，破八片）一枚，甘草（炙）二两，干姜一两半。

用法：上药，以水五升，煮取三升，去渣，温服七合，日二服。

方义：方以四逆汤加人参、茯苓而成。干姜、生附子回阳以救逆；甘草益气和中，此为四逆汤之意，重在补阳而抑阴。人参补元气益津液，补五脏，安神志，与姜附相配，旨在扶阳益阴，相互为用，而使阳回阴复。茯苓健脾益气，养心安神，故人参、茯苓相伍，重在补虚。诸药共奏益阳生阴，宁神定志之功。

（3）**真武汤证**

99-82

导读：过汗伤阳，阳虚水泛的证治。

经文：太阳病（在表本当）发汗，（若误发虚人之汗，或汗出过多带走热量过多伤及少阴阳气，故）汗出不解，（若阳气外越，故）其人仍发热；（因阳虚制水无权，水气凌心，故）心下悸；（水气上干清阳，则）头眩；（由阳虚不得温养肢体，复加水寒浸渍肢体，故）身瞤动（身体肌肉跳动）；振振欲擗地者，（身体震颤，站立不稳，而欲倒地。证乃肾阳虚水泛，治以温阳利水），真武汤主之。

方药：真武汤

功用：温阳利水。

组成：茯苓、芍药、生姜（切）各三两，白术二两，附子（去皮，破八片，炮）一枚。

用法：上药，以水八升，煮取三升，去渣，温服七合，日三服。

方义：方以附子辛热以壮肾阳，使水有所主；白术燥湿健脾，使水有所制，术附同用，尚可温煦经脉，祛除寒湿；生姜宣散，助附子温阳，是寓主水之中有散水之意；茯苓淡渗，助白术健脾，是寓制水中有利水之用；芍药活血脉，敛阴和营，利小便，以制姜附之刚燥。诸药相伍，共奏温阳化气行水之功。

若兼有咳、呕、小便不利、下利水肿等症，以本方加减灵活运用。但附子为主，不要去。

四、阴阳两虚证及阴阳转化证

1. 阴阳两虚证

芍药甘草附子汤证

100-68

导读：汗后阴阳两虚的证治。

经文：（太阳病表证），发汗，（若汗之得当，则表解而恶寒自罢。今汗后），病不解，反恶寒者，（乃是阴阳两虚，阳虚不得温养肌表而为之），虚故也。（证乃阴阳两虚，治以扶阳益阴），芍药甘草附子汤主之。

　　方药：芍药甘草附子汤

　　功用：扶阳益阴。

　　组成：芍药，甘草（炙）各三两，附子（去皮，破八片，炮）一枚。

　　用法：上药，以水五升，煮取一升五合，去渣，分温三服（疑非仲景方）。

　　方义：方以芍药甘草汤加附子而成。附子温经复阳；芍药补血敛阴；炙甘草甘温和中。芍药甘草相伍，酸甘化阴，以养营血；附子、甘草相伍，辛甘化阳以固卫气；附子性猛，得甘草而缓；芍药性寒得附子而和。三药配伍相得益彰，共奏扶阳益阴之功，配伍极为精当。

2. 炙甘草汤证

101-177

　　导读：心阴心阳两虚证治。（原文顺序略有调整）。

　　经文：伤寒，（此病本于伤寒，若伤寒治疗不当，变化多端，因太阳与少阴互为表里，脏腑相连，经脉相通，故太阳病不解，正不抵邪，传入少阴，而成本病）**心动悸，脉结代，**（此是本病特征。因手少阴心经主血脉，赖气血阴阳温煦，如心之阴阳气血俱虚，而成心悸不安；如气血虚衰，脉道不充、推动无力，则脉结代。证乃心之阴阳两虚，治以通阳复脉，滋阴养血），**炙甘草汤主之。**

　　方药：炙甘草汤（又名复脉汤）

　　功用：通阳复脉，滋阴养血。

　　组成：甘草（炙）四两，生姜（切）三两，人参二两，生地黄一斤，桂枝（去皮）三两，阿胶二两，麦门冬（去心）半斤，麻仁半升，大枣（擘）三十枚。

用法： 上药，以清酒七升，水八升，先煮八味，取三升，去渣，阿胶烊冲，温服一升，日三服。

方义： 方由三类药物组成：炙甘草、人参、大枣皆为辛温之品，用以补益心气；麦冬、麻仁、生地、阿胶，重在养心阴；生姜、桂枝、清酒，功在温振心阳。三组药共奏通阳复脉，滋阴养血之功。

配伍意义： 炙甘草配伍人参、大枣，补中气，充血脉，以复脉为宗旨。《本草别录》云甘草有"通血脉、利气血"之作用。甘草配伍生地、麦冬、阿胶、麻仁等润燥补血之品，以养心血，充血脉，盖因血少则血运不畅。夫血为阴，无阳则无力推动血行，且方中阴柔之品为多，故用姜桂、清酒等辛通之品，宣阳化阴，助血通行。如此三类药共奏辛温助阳，甘寒滋阴之功，使气血充足，阳复脉通，则心悸自安。

此为治疗心脏病之名方。虽然临床病变万千，若宗以"观其脉证，知犯何逆，随证治之"的精神，加减应用炙甘草汤，常可取得奇效。

102-178

导读： 结、代脉的特征。

经文：（此条承接上条，论述结代之脉形，均以脉按之动中有歇止为共同特点，但亦有相异点。结脉有两种：一者）脉按之来缓，时一止复来者，名曰结，（即脉搏跳动迟缓，时而中止，中止短暂，迅疾复来。二者）又脉来动而中止，更来小数，中有还者反动，名曰结，阴也。（即脉搏跳动，忽而中止，歇止之后，续来复动，稍微急促，即"更来小数"。两种结脉皆属于阴脉，此为因气血凝滞，脉道不利所为）。脉来动而中止，不能自还，因而复动者，名曰代，阴也。（即脉来歇止时间长，不能自还，复动不见小数，称为代脉，此因真气衰极，气血虚甚所为，属阴证）。得此脉者，（病属危重，预后不良），必难治。

3. 阴阳转化证

103-29

导读：虚人外感，误汗变证的救治。（原文顺序略有调整）。

经文：伤寒，微恶寒，自汗出，脉浮，（系病在表，属太阳表虚证）；小便数，（系阳虚不能摄敛津液为之）；心烦，脚挛急，（系阴液不足，心神失养，下肢两足失于濡养为之。综上证属阴阳两虚之人，复感外邪。治当扶阳解表为治。医者一见有太阳表虚证），反与桂枝欲攻其表，此误也。（则犯虚虚之戒，遂使阴阳两虚更重，阳虚不温，则）得之便厥；（阴伤不润，便）咽中干；（阳虚津亏，心神失养，则生）烦躁；（里气不和，胃气上逆，则）吐逆者。（因本证以阳虚为急，当据阳固阴存，阳升阴长之旨，遵其"无形之阳，可以急救；有形之阴，难以速生"之意），作甘草干姜汤与之，以复其阳；若厥愈足温者，更作芍药甘草汤与之，（以复其阴，下肢得养），其脚即伸；若胃气不和，（胃肠热燥，热灼神志，而致）谵语者，少与调胃承气汤，（和胃而止谵语）；若重发汗，复加烧针者，（一误再误，则使阳气更伤，病情转入少阴。证见厥逆吐利，治当回阳救逆），四逆汤主之。

（1）

方药：甘草干姜汤

功用：温中复阳。

组成：甘草（炙）四两，干姜二两。

用法：上药，以水三升，煮取一升五合，去渣，分温再服。

方义：甘草甘平，和中缓急，干姜辛温，温中复阳。二药相伍，辛甘合用，阳气乃生，旨在急回中焦之阳，中阳得复，脾气得运，则厥愈足温。此为辛甘化阳之剂，可供临床参考。

（2）

方药：芍药甘草汤

功用：酸甘化阴。

组成：芍药、甘草（炙）各四两。

用法：上药，以水三升，煮取一升五合，去渣，分温再服。

方义：此为酸甘化阴之剂。芍药酸苦微寒，益阴养血；甘草甘温、补中缓急。二药相伍，酸甘化阴，益阴复液，缓解四肢筋脉拘急。

五、结胸证

1. 结胸辨证

104-128

导读：结胸证的主要证脉。

经文：问曰：病有结胸，有藏结，其状何如？答曰：（胸脘部）按之痛，（结胸为邪热内陷，与有形痰水，凝结于胸脘部为之），寸脉浮，关脉沉，（结胸脉象系寸脉浮而关脉沉。因阳邪在胸，故寸脉浮；水邪凝结于中，故关脉沉。一浮一沉，主阳中有阴。综上为水热结胸），名曰结胸也。

2. 热实结胸

（1）大陷胸汤证

105-134

导读：表证误下，而成结胸及发黄的证治。分段叙述。

经文：

一段：太阳病，脉浮而动数，（浮主风邪，动数主热邪，即）浮则为风，数则为热；（浮脉与数脉并见，是风邪在表，里无实邪，必见身体疼痛，即）动则为痛；数则为虚，（虽然数则为热，但无与有形之邪相结，故称"数则为虚"，乃为里无实邪之谓）；**头痛发热，微盗汗出，**（反映阳邪较盛，且有入里之势。因为寐时卫气行于里，致使表气不固而盗汗），而反**恶寒者，**（表明）**表未解也，**（不当下之）。

二段：**医反下之，**（下后，邪气内陷，热与水结于胸膈，故脉）**动数变迟；**（因水热结于胸中，阻塞气机，导致）**膈内拒痛；**（因误下致使）**胃中空虚；**（邪气乘虚犯上胸膈，所谓）**客气动膈；**（邪阻气机，则）**短气；**（邪热扰神，则）**躁烦，**（甚者），**心中懊憹；阳气内陷，**（与痰水相结，阻塞胸膈气机，而）**心下因硬，则为结胸，大陷胸汤主之。**

三段：**若不结胸，**（热邪与水痰不相结，水湿不能从汗、小便排出，故）**但头汗出，余处无汗，剂颈而还。小便不利，**（因湿性黏腻，湿热内蕴），**身必发黄。**

方药：大陷胸汤

功用：峻攻水饮，泻热破结。

组成：大黄（去皮）六两，芒硝一升，甘遂一钱匕。

用法：上三味，以水六升，先煮大黄，取二升，去渣，内入芒硝，煮一两沸，内入甘遂末，温服一升。得快利，止后服。

方义：大黄为主药，泻热荡实；芒硝软坚破结。二药配伍，泻心胸之热结。甘遂为泻水逐饮之峻药，专治水热凝结之证。

本方泻下峻猛，应中病即止，以免损伤正气。

106-135

导读：大陷胸汤的主要脉证。（原文顺序略有调整）。

经文：伤寒六七日，结胸热实，（结胸指病位，热实是病性，可见此证是热与水邪互结于胸膈，病性属热属实。大结胸三重症）；**心下痛，**（乃因水热互结于心下，阻滞气机不通为之）；**按之石硬者，**（按之病变部位，则有坚硬、胀满紧张疼痛之感，即"拒按"）；脉沉而紧，（沉主里，主水；紧主实，主痛。此为热实结胸之脉。证乃大结胸，治以峻攻水饮，泻热破结），大陷胸汤主之。

107-136

导读： 少阳兼里实证与结胸证的鉴别。

经文： 伤寒十余日，（为表邪化热入里，谓）热结在里，（当有大便不通等症），复往来寒热者，（证乃少阳"半表半里"兼里实证），与大柴胡汤，（表里两清，以解少阳阳明之邪）；（若）但结胸，无大热者，（无阳明蒸蒸发热者，也无少阳寒热往来，虽结胸亦有热，但不若热燥之邪为甚。）此为水结在胸胁也，（当有胸胁，心下疼痛，按之石硬等结胸特点。又因其水热郁结，不得向外透达，故）但头微汗出者，（证乃水热结胸，治以清热逐水散结），大陷胸汤主之。

108-137

导读： 水热结胸与阳明腑实证的鉴别。

经文： 太阳病，重发汗而复下之，（重复发汗，损伤津液；复下之，再丢水液，导致胃肠干燥，促使热邪内陷，与水饮结于胸，酿成水热结胸兼阳明内实证，故）不大便五六日，（胃肠干燥实为肠燥少津）；舌上燥而渴，（津液匮乏。但本证又与阳明腑证不尽相同），日晡（傍晚）所小有潮热，（非阳明蒸蒸发热），从心下至少腹硬满而痛，（比阳明腹痛范围大），不可近（拒按）者，（证乃水热郁结，治以清热逐水散结），大陷胸汤主之。

109-132

导读： 结胸证脉浮大者禁用攻下。

经文： （太阳病），结胸证，（结胸，脉当沉实有力，心下硬满疼痛，证脉相符，攻下方才无误）。其脉浮大者，（脉浮主表邪未解，脉大主里实未成，病机为表邪未解，里邪未实，故）不可下，（若不定病位，不审邪正虚实，以大陷胸攻下，则里气先伤，复邪热内陷，证成正虚邪盛之局，故）下之则死。

110-133

导读：结胸证烦躁者的预后。

经文：（太阳病），结胸证悉具，（是指大结胸证的证候皆全，如心下痛，按之石硬，甚者从心下至少腹硬满而痛，拒按，口干舌燥而渴，傍晚小有潮热。此为水热互结，邪气盛实，病情已重。复加）烦躁者，（表明邪结已深，正不胜邪，真气耗散。成邪盛正衰之局，攻之则正气不支，不攻则邪实不去，进退两难，预后不良，故）亦死。

（2）大陷胸丸证

111-131

导读：结胸与痞证的成因，及结胸偏于上的证治。

经文：病发于阳，而反下之，（因阳代表肌表，故病发于阳，即指病发于肌表，治应汗法。医反下之，致邪热内陷，与痰水结于胸，故曰）热入因作结胸，（遂成结胸证）；病发于阴，而反下之，（因阴代表里，故病发于阴，即指病发于里。里证不实，也不可攻下。若攻下，必伤脾胃之气，气机失调，升降无权，遂成痞证，故曰）因作痞也。所以成结胸者，以下之太早故也，（是指下早而病）。结胸者，（若水热互结，病位较高，邪阻津液，失于濡润，经脉不利，故）项亦强（即颈项强直），如柔痉状，（即柔痉，是痉病之一种，症见颈项强急，角弓反张等。因结胸水热互结，停于胸膈，治当攻下水热之邪，水热一去，津液得布，颈项得养，颈强转柔，故曰）下之则和，（缓以图之），宜大陷胸丸。

方药：大陷胸丸

功用：逐水破结，峻药缓攻。

组成：大黄半斤，葶苈子（熬）半升，芒硝半升，杏仁（去皮尖，熬黑）半升。

用法： 上四味，捣筛二味，内入杏仁、芒硝合研如脂，和散。取如弹丸一枚，别捣甘遂末一钱匕，白蜜二合，水二升，煮取一升，温顿服之，视情再服。（一宿乃下，如不下，更服，取下为效。禁如药法）。

方义： 方以大陷胸汤加葶苈、杏仁、白蜜而成。

大黄、芒硝，苦咸寒泻热破结，荡涤实邪；甘遂峻逐水饮，破其结滞，合大黄、芒硝，以疏通水热胶结。三药相伍，为本方主药。葶苈泻肺，杏仁利肺，使肺气开，水之上源通畅。其在上之水邪，随之泻下，荡涤无余。

本方为逐水之峻剂，不得尽除其邪，变汤为丸，小制其服，缓以图之。

(3) 小陷胸汤证

112-138

导读： 小结胸病之证治。

经文：（太阳病）小结胸病，（多由表邪入里。由于误下，导致邪热内陷，与心下之痰相结而成。其证候特征：）正在心下，（病情在心下"胃脘部"，比大结胸范围小）；按之则痛，（其症状比大结胸为轻，心下硬满，按之方痛，不按不痛）；脉浮滑者，（浮主阳热，其结较轻；滑主痰热，痰热互结，聚而不深，痰热轻浅。此外，当有苔黄或黄腻。综上，证乃痰热互结），小陷胸汤主之。

方药： 小陷胸汤

功用： 清热涤痰散结。

组成： 黄连一两，半夏（洗）半升，栝蒌实（大者）一枚。

用法： 上三味，以水六升，先煮栝蒌（瓜蒌），取三升，去渣，内入诸药，煮取二升，去渣，分温三服。

方义： 本方具有辛开苦降，清热涤痰散结之功。黄连苦寒，泻心下热结；半夏辛温擅涤心下痰饮；栝楼实甘寒润滑，荡热涤痰，导痰下行，既助黄连清热邪，又协半夏化痰开结。诸药相伍，相得益彰，使痰热分消，结滞疏散。

3. 寒实结胸证

113-141

导读： 寒实结胸的证治。

经文：（太阳病），寒实结胸，（本条据考证《金匮玉函经》、《千金翼方》，均无"陷胸汤"、"亦可服"字样，故当校为"与三物白散"），无热证者，（寒实结胸。特征：其一，与结胸证同，可见胸胁、或心下硬满疼痛等证候；其二，"无热证"，即无口渴、舌燥、心烦懊恼、日晡潮热等证候。证乃寒实结胸，治以温逐水寒，除痰破结），与三物白散。

方药： 三物白散

功用： 温逐寒邪，涤痰破结。

组成： 桔梗三分，巴豆（去皮心，熬黑，研如脂）一分，贝母三分。

用法： 本方适于寒实结胸无热证，治则非峻攻不足破其实邪凝结。巴豆辛热大毒，攻逐寒水，泻下冷积，故为本方主药；贝母解郁开结，而又祛痰；桔梗开提肺气，既可利肺散结，而又祛痰，载药上行，更有助水饮泻下。三药配伍，促使寒痰冷饮排出。三物俱呈白色，故称三物白散。

六、脏结证

114-129

导读： 脏结之证脉及预后。（原文顺序略有调整）。

经文： 何谓藏结？（应参考 128 条来理解，脏结与结胸虽有相同点，但机理有寒热之分。脏结乃为脏虚阳衰，复与阴寒之邪凝结而成），答曰：如结胸状，（其证心下满甚，或连及少腹疼痛，故曰如结胸状，但因脏结为阴，邪结在脏，阳虚有寒，故其人）饮食如故，时时下利，关脉小细沉紧，（因中焦有寒为之），寸脉浮，（因邪由表入为主），名曰藏结。（若）舌上白苔滑者，（脏结寒凝证，如见苔白滑，则知气寒津凝，里阳已衰，入结之邪更为深重。对于寒凝，非攻不可。但脏气先虚，复又下利，正气虚衰，难施攻法，故曰，攻补两难，预后不良），难治。

115-130

导读：补叙脏结证的证候、治禁。

经文：（太阳病），藏结，（因阳气大衰，阴寒凝结于脏为之）。无阳证，（脏结无阳证，是指不见发热，脉浮的太阳表证）；不往来寒热，（是谓无少阳之半表半里之证）；其人反静，（是指无阳明之里热证）；舌上苔滑者，（三阳热症皆无，舌上苔滑，证明脏虚寒凝之证。综上说明脏结病是独阴无阳之重证），不可攻也。

116-167

导读：脏结危候。

经文：（太阳病变证之脏结病，因脏气虚寒，阴寒凝结在脏为之），病胁下素有痞，（痞块），连在脐傍，（是沉疴顽疾，日久病入血脉而成。表明阴寒之邪，已经深伏）；痛引少腹，入阴筋者，（说明疼痛严重，范围较大，深入阴部反映脏结病已入三阴。因胁下为厥阴肝经所循，脐旁大腹为脾经所布，少腹为肝肾之野，故曰病入三阴），此名藏结，（病势严重，故曰）死。

七、痞证

1. 痞证的形成

117-151

导读：痞之成因及辨证特点。

经文：（太阳病）脉浮而紧，（是太阳伤寒表证，当用汗法），而复下之，紧反入里，（表寒之邪，反入里，脾胃之气先伤，导致里虚，无形之邪，乘虚而入，结于心下，影响中焦升降气机，痞塞不畅），则作痞，按之自濡，（痞证特点，心下痞塞，但满不疼，按之柔软无物），但气痞耳，（气机窒塞）。

2. 大黄黄连泻心汤证

118-154

导读： 热痞之证治。

经文：（热痞，可因误下，邪热内陷或自发而成），心下痞，按之濡，（此二症为痞证之主症。胃脘部堵闷痞塞，即"心下痞"；心下按柔软而不硬不痛，即"按之濡"）；其脉关上浮者，（关脉主候脾胃，浮脉乃为阳脉，主热，说明中焦有热，而气机痞塞不痛，乃成气痞。证乃热痞，治以泻热消痞），大黄黄连泻心汤主之。

方药： 大黄黄连泻心汤

功用： 泻热消痞。

组成： 大黄二两，黄连一两。

用法： 上二味，以麻沸汤（即沸水）二升，渍之须臾，绞去渣，分温再服。

方义： 方以两味药组成。大黄苦寒，泻热和胃，开结通便；黄连苦寒，清心胃之火，祛胃热。二药配伍，擅消热痞。

若清上部无形邪热，可用沸水浸少许，取汁而服，以免泻下里实之力过猛。若需泻下里实，大黄后入煎十分钟，即可泻下里实，但不可久用。

119-164

导读： 热痞兼表证的证治。

经文：（太阳病）伤寒，（本为病在表，发汗解表为正法。医误治），大下后，复发汗，（致使胃气受损，邪热内陷，滞塞

中焦，而成）心下痞。（若）恶寒者，（有一分恶寒，便有一分
表证，故曰）表未解也。（证乃表里同病，即"痞证兼表"）。
不可攻痞，当先解表，表解乃可攻痞，解表，宜桂枝汤；攻
痞，宜大黄黄连泻心汤。

3. 附子泻心汤证

120-155

导读：热痞兼表阳虚的证治。

经文：（痞证，承上文而论，故其）心下痞，（属热痞，因
热痞于上，阳虚于下，阳虚不固体表，故）而复恶寒、汗出
者，（证乃热痞兼表阳虚），附子泻心汤主之。

方药：附子泻心汤

功用：泻热消痞，扶阳固表。

组成：大黄二两，黄连一两，黄芩一两，附子（炮，去皮
破，别煮取汁）一两。

用法：上四味，切三味，以麻沸汤二升渍之，须臾，绞去
渣，内入附子汁，分温再服。

方义：方由大黄黄连泻心汤加附子、黄芩而成。大黄、黄
连、黄芩味苦，以清热消痞；附子辛热，温经扶阳而固表。四
药共奏泻热消痞，扶阳固表，以获攻补兼施之功。

煎法与众不同。"三黄"用开水浸渍，取其清扬之气，清
泻胸中之热；附子另煎取汁，以重扶阳，二者和匀温服。

4. 半夏泻心汤证

121-149

导读：少阳证误下后，见有少阳、太阳病变证（结胸、痞
证等）的治法。

经文：伤寒（病在表），五六日，（邪传少阳），呕而发热
者，（此乃少阳主症已见，故称）柴胡汤证具，（治应和解少阳

枢机），而以他药下之，柴胡汤证仍在者，复与柴胡汤。（少阳病误下，可产生三个转归：一者），此虽已下之，（但邪未内陷，未成坏证，故）不为逆，（服柴胡汤后，正气得药力相助，奋起抗邪），必蒸蒸而振（战汗），却发热汗出而解。（二者），若心下满而硬痛者，此为结胸也，（误下后，少阳邪热内陷，水热互结于胸膈，此为结胸。证见心下满而硬痛），大陷胸汤主之；（三者），但满而不痛者，此为痞，（若误下之，少阳邪热乘虚而入，导致脾胃不和，气机痞塞，证见但满而不痛者，此为痞证。非为少阳证），柴胡不中与之，宜半夏泻心汤，（和中降逆，以消痞满）。

方药：半夏泻心汤

功用：和中降逆，而消痞满。

组成：半夏（洗）半升，黄芩、干姜、人参、甘草（炙）各三两，黄连一两，大枣（擘）十二枚。

用法：上七味，以水一斗，煮取六升，去渣，再煎取三升，温服一升，日三服。

方义：本方以治呕吐为主。半夏为主药，降逆止呕，更有散痞专长；干姜辛辣，温脾散寒；黄芩苦寒清热；又因下后容易伤正，故加人参、甘草、大枣补益脾胃，助其健运，以消痞满。本方实为小柴胡汤去柴胡加黄连，生姜易干姜而成。因半夏为主，故以半夏泻心汤为方名，具有和解之功。临床常用于阴阳、寒热、虚实错杂类证候。

5. 生姜泻心汤证

122-157

导读：胃虚水饮食滞的证治。

经文：伤寒汗出，解之后，胃中不和，（因汗出脾胃受损，或其人脾胃素虚，外邪乘虚内陷，寒热互阻于中，促使脾胃升降失常，导致胃中不和，心下痞满，形成痞证）。心下痞硬，

（按之腹肌有紧张感，按之但不痛，不同于结胸证，乃邪气阻结较重，气机痞塞较甚）；干噫食臭，（是脾虚不运，阳虚无热，不得腐熟运化，胃气上逆所为）；胁下（或肠间）有水气，（迫于下，流动作响，故）腹中雷鸣，下利者，（证乃脾虚水饮食滞作痞），生姜泻心汤主之。

方药：生姜泻心汤

功用：和胃降逆，化饮消食。

组成：生姜（切）四两，甘草（炙）三两，人参三两，干姜（切）一两，黄芩三两，半夏（洗）半升，黄连一两，大枣（擘）十二枚。

用法：上八味，以水一斗，煮取六升，去渣，再煎取三升，温服一升，日三服。附子泻心汤，本云：加附子。半夏泻心汤，甘草泻心汤，同体别名耳。生姜泻心汤，本云理中人参黄芩汤，去桂枝、白术，加黄连，并泻肝法。

方义：方以半夏泻心汤加生姜，并减少干姜用量而成。重用生姜为主药，其性辛温开胃气，辟秽浊，散水气，生姜气薄，主宣散；干姜气厚，功兼收敛。生姜走而不守，干姜守而不走，二者配伍，寓散中有敛，守中有走，既宣散水饮，又温补中气，功专宣散水饮，和胃消痞为长。生姜与半夏相伍，则降逆化饮，和胃力强；生姜、半夏与芩、连相配，辛开苦降，调理脾胃，恢复气机，散痞开结；佐助参、枣、草，扶正补中健运，以理气消痞。

6. 甘草泻心汤证

123-158

导读：误下而致脾胃气虚，痞利俱甚的证治。

经文：伤寒，中风，（皆病在表，治当汗解。若）医反下之，（导致脾胃气虚，外邪乘虚内陷，结于心下，形成痞利之证。由于脾胃不和，寒热错杂，气机痞塞，故）心下痞硬而满；（由于邪陷阴凝，气机升降失常，在上则见）干呕，心烦不得安；（在下则见）其人下利，日数十行，谷不化，腹中雷鸣，医见心下痞，谓病不尽，（误认水热互结），复下之，（致使脾胃更虚，中焦升降斡旋机能下降，痞满更重，所谓）其痞益甚，此非结热，但以胃中虚，客（邪）气上逆，故使硬也，（证乃中虚，痞利俱甚），甘草泻心汤主之。

方药：甘草泻心汤

功用：和胃健脾，消痞止利。

组成：甘草（炙）四两，黄芩三两，干姜三两，半夏（洗）半升，大枣（擘）十二枚，黄连一两（即半夏泻心汤加重甘草剂量而成）。

用法：上六味，以水一斗，煮取六升，去渣，再煮取三升，温服一升，日三服。

方义：方以半夏泻心汤加重甘草剂量而成。甘草甘平，补益脾胃，治疗纳谷不化、呃逆、肠鸣、下利；佐人参、大枣、加强补中益气之力；半夏辛降和胃，消痞止呕；黄芩苦寒清热，除烦；干姜辛热，温中散寒。诸药相伍，寒热并用，补益脾胃，气机调畅，消痞止利而愈。

7. 旋覆代赭汤证

124-161

导读：痰饮痞塞的证治。

经文：伤寒，（为病在表），发汗，（为正治，医者不察病机，但发汗不得法，表邪不去），若吐、若下，（表邪虽）解后，（但脾胃已伤，腐熟无权，运化失常，则痰饮内生，阻于心下，气机痞塞，则）心下痞硬。（胃气上逆，则）噫气不除者。（证乃痰饮痞塞，治以和胃化痰，利气消痞），旋覆代赭汤主之。

方药：旋覆代赭汤

功用：和胃化痰，利气消痞。

组成：旋覆花三两，人参二两，生姜（切）五两，代赭一两，甘草（炙）三两，半夏（洗）半升，大枣（擘）十二枚。

用法：上七味，以水一斗，煮取六升，去渣，再煎取三升，温服一升，日三服。

方义：方以旋覆花为主药，其味咸能升能降，擅长消痰下气，软坚散结；代赭石平肝镇逆，两药协同，镇肝和胃，降逆化痰，以加强治逆之力；半夏、生姜辛散而温，和胃化痰，以消痞满；参、枣、草补益脾胃。诸药相配，能补能降，和胃化痰，镇肝降逆，以治痰气痞塞之证。

8. 痞证辨证

125-159

导读：误下致痞，及下利不止的证治。

经文：伤寒，（病位在表，误用泻下），服汤药，（损伤脾胃，运化失职，升降失常，气机痞塞，故）下利不止，心下痞硬。服泻心汤已，（此证当用泻心类，以调和脾胃，使清者得升，浊者得降，气机顺畅，病乃告愈）。复以他药下之，（医者不解病机，复以下之，以致里气更虚，邪气内陷，关门不利，故）利不止。医以理中与之，利益甚。理中者，理中焦，此利在下焦，（故治而无效）。（屡经误用，元气受损，脾肾阳衰，固摄不利，导致"利益甚"，即滑脱不禁。此病在下焦，门户失约，治当收涩固脱），赤石脂禹余粮汤主之。复不止者，（复兼小便不利，清浊不分，水湿渗于大肠所致。治）当利其小便，（泌别清浊，使湿去利止而愈）。

方药：赤石脂禹余粮汤

功用：固脱止利。

组成：赤石脂（碎）一斤，禹余粮（碎）一斤。

用法：上药，以水六升，煮取二升，去渣，分温三服。

方义： 方由赤石脂、禹余粮组成。赤石脂味甘涩而性温，涩肠止泻，固摄其脱；禹余粮干涩而平，健脾益胃，而厚大肠，止血止泻。两药相配，皆入胃肠，以加强止血固脱、涩肠止利之力。

126-156

导读： 水饮停心下，致痞的证治。

经文： 本以下之，（邪气入里，影响气机），故心下痞，与泻心汤，痞不解，（治心为正治，其证不解，证明非热痞，亦非寒热错杂之痞）。其人渴而口燥烦，小便不利者，（乃因膀胱气化失司，水停下焦，水气上犯，气机痞塞所为，故称"水痞"，治当化气行水，水痞自解。证乃水饮致痞）。五苓散主之。

八、上热下寒证

127-173

导读： 病机上热下寒，呕吐腹痛的证治。（原文顺序略有调整）。

经文： 伤寒，胸中有热，欲呕吐者，（指邪热偏于上部，包括胃脘上至胸膈。邪热上逆则呕吐）；胃中有邪气，腹中痛，（指腹中有寒邪，病位偏于下部，包括脾与大肠，今寒邪在腹，脾气受阻，寒凝气滞，经脉不通，故腹中痛。证乃胸热腹寒），黄连汤主之。

方药： 黄连汤

功用： 清上温下，和中降逆。

组成： 黄连三两，甘草（炙）三两，干姜三两，桂枝（去皮）三两，人参二两，半夏（洗）半升，大枣（擘）十二枚。

用法： 上七味，以水一斗，煮取六升，去渣，温服，昼三、夜二。

方义： 此方以半夏泻心汤去黄芩加桂枝而成。去黄芩之意为避寒；加桂枝之旨，温通上下而降冲逆。主治上热（胃、胸膈）下寒（脾、大肠），腹痛欲呕之证。

九、火逆证

128-110

导读： 太阳病误火的变证及自愈机理。（原文顺序略有调整）。

经文： 太阳病二日，（病邪在表，不应烦躁），反躁，（表明里热已盛，治当辛凉，忌用火攻发汗）。凡熨其背，而大汗出，（以致伤津，里热更盛，烦躁更甚，并发谵语，所谓）大热入胃，（消灼水液，热扰神志，致）胃中水竭，躁烦，必发谵语。（若病延）十余日，振栗自下利者，（等待火邪渐衰，津液渐复，阴阳欲和），此为欲解也。（若阳热亢盛于上，逼迫津液外渗）故其汗从腰以下不得汗，（即指上部有汗，若胃气上逆）反呕；（若阳虚于下，津液不得运化下达，故腰以下无汗，并）欲小便不得，欲失溲，足下恶风；（若是阳明胃家实，迫津偏渗膀胱，而见）大便硬，小便当数，而反不数，及不多，（说明大便之硬，非热燥伤津，而是阳虚不能通达所为。当）大便已，（即通行之时，阳气骤然下达，反使头部阳气乍虚，而为）头卓然而痛；（阳气下达两足得以温煦，则）其人足心必热，（所谓）谷气下流故也。

129-111

导读： 太阳中风，误用火劫发汗的变证及预后。（原文顺序略有调整）。

经文： 太阳病中风，以火劫发汗，（其变证机理：因风为阳邪，火亦为阳邪，医者误火，致风火相煽，热势炽盛，伤其气血，气受灼则动荡，血被火则流溢，故曰）邪风被火热，血气流溢。（气血沸腾，则）失其常度，（变证丛生。若）两阳相熏灼，（致使肝胆疏泄失常，胆汁横溢，渗于肌肤，则）其身发黄；（若阳热亢盛，火毒上攻，伤于阳络，即是）阳盛则欲衄；（若火热下劫，阴液不足，则）阴虚小便难；（若因劫火发汗，不仅伤津液，而且耗伤阳气，而致）阴阳俱虚竭；（若血虚失养，气耗伤阳则失温煦，因而肌肤筋脉不得濡养，故）身体则枯燥；（若体内热势充斥，消耗水液，复加津液不足，汗源不足，则不能周身作汗，故）但头汗出，剂颈而还；（若郁热不得外越，火热在上，伤津，则）口干、咽烂；（若热燥内结，腑气不通，肺气不降，则）腹满、微喘、或不大便；（若火热扰乱心神，而）久则谵语；（若因阳明热燥炽盛，阴津大伤，胃气败绝，胃气上冲，则）甚者致哕；（若热极津枯，阴不敛阳，阴阳将欲离绝，故见）手足躁扰、捻衣摸床。小便利者，（若津液未见耗尽，阳气渐复，其预后有转机），其人可治。

130-113

导读： 温病伤津，禁用火疗。

经文： 形作伤寒，（指其证候形状类似伤寒，实非伤寒），其脉不弦紧而弱，（脉弦紧主风寒，脉不弦紧不主风寒。弱主温热，弱者发热，温热必伤阴津，故）弱者必渴。（若误以火疗劫汗，则火邪助长温邪，既伤阴津，又助温热，故热扰心神，语出无主，故）被火必谵语。弱者发热，（与脉弱者必渴相联系），脉浮，（当属温邪犯表之证，治与辛凉宣散，故曰）解之当汗出愈。

131-114

导读： 火邪伤阴的坏证。

经文： 太阳病，（误）以火熏之，不得汗，（即火邪不得外越，必然内攻，扰乱心神），其人必躁；到经（是指病至七日，为太阳一经行尽之初）不解，（说明阳邪过甚，火热深陷，邪热不从汗解，必下陷入阴，灼伤阴络，迫血妄行，而）必清血，（是指后出现便血变证。其由火逆致病，故）名为火邪。

132-115

导读：误用灸法，而致咽燥吐血。

经文：（太阳病）脉浮（为太阳受邪），热甚，（为表阳闭郁，邪气炽盛所为）。而反灸之，此为实。（因邪实在表，本当汗解，今反以温里之灸法而助阳邪，故云）实以虚治，因火而动，（火热不清而外散，上灼阳络，动血伤津，故）必咽燥吐血。

133-116

导读：虚热证误用灸法的各种变证。（分段阐述）。

经文：

一段：微数之脉，（证属阴虚火旺，治应滋阴清热，故谓）慎不可灸。（如误用火灸，则易伤阴助热），因火为邪，（火邪内迫，与虚热相搏，其热更炽，火热上冲，扰乱心神），则为烦逆。追虚逐实，（使之病势加重），血散脉中，（因阴血本虚，灸后更重；热本属实，灸之更增阳热所致）。火气虽微，内攻有力，（因火气消灼阴液，筋骨无从濡养，形成肌肤枯燥），焦骨伤筋。（至此养阴，为时已晚，故曰）血难复也。

二段：脉浮，（病在表者），宜以汗解，（使邪从汗泄而愈）。用火灸之，邪无从出，因火而盛，（是谓"实以虚治"，变证丛生。故表证禁用灸法，误灸则致变证，因火而盛，火邪助阳，阳热更盛，阳热不能下达，气血不能周流于下，筋脉失养，故）病从腰以下必重而痹，（此由火邪致变证，故）名火逆也。

三段：欲自解者，必当先烦，（烦为正气抗邪欲汗的先兆），烦乃有汗而解。何以知之？脉浮（主表），故知汗出（而）解（也）。

134-119

导读：伤寒误用温针的变证。

经文：太阳伤寒者，（系伤寒表实证，治当辛温发汗，驱散寒邪，宜用麻黄汤。而不用汗法），加温针，（以火力劫汗，既不能解表散邪，又会损伤营血，耗散心气，扰乱心神），必（致）惊也。

十、欲愈候

135-58

导读： 凡病阴阳自和者，必自愈。

经文： 凡病，（是指一切病证），若发汗，若吐，若下，（乃是祛邪的三种治疗方法，用之有利，亦有弊。用之得当，则邪祛阴阳自和而自愈。用之不当，则伤气血，耗津液，即）若亡血，亡津液。阴阳自和者，必自愈，（此即"于不治中治之"的方法，是利用机体"自然疗能"自我修复的原理，通过神志、饮食、锻炼自我调节，使阴阳恢复平衡，即是"阴阳自和，必自愈"。此法适于大病祛邪大半，或轻证等，通过自我调护，缓以图之，达到"阴阳自和"而自愈）。

136-59

导读： 误治伤津的小便不利之证。

经文： 大下之后，复发汗，（导致）小便不利者，（乃是汗下失序不当，耗伤津液，化源断无，再者阳虚无力气化，导致小便不利。此是）亡津液故也。（若但见小便不利，即妄投通利之剂，容易伐伤津液，使之更虚，故）勿治之，得小便利，必自愈。（若小便得利，说明津液渐复，化源渐充，小便得以自利，其病自愈。它适于津伤而阳未亡者，通过自我调养，达到自愈之目的。这也说明了"阴阳自和"的意义）。

第五节　太阳病类似证

一、风湿证

137-174

导读：风寒湿痹证。

经文：伤寒八九日，（太阳经尽之时），风（寒与）湿（邪）相搏，（由于风寒湿邪，痹阻肌表，导致营卫不调，气血运行不畅，则）身体疼烦，不能自转侧，不呕不渴，（说明无太阳表证，又无少阳、阳明证），脉浮虚而涩者，（因风性疏泄，故脉浮；因表阳不固，腠理开泄汗出过多，致脉充不满，故脉虚；因寒湿阻滞，气血不畅，故脉涩。三者合之即脉浮虚而涩。证乃风寒湿痹证），桂枝附子汤主之。（因湿困脾阳，运化失职，津液不能还于胃肠，故）若其人大便硬，（因脾肾阳气不虚，膀胱气化如常，故）小便自利者。（综上，证乃湿困脾土），去桂加白术汤主之。

方药：

(1) 桂枝附子汤

功用：温经助阳，祛风除湿。

组成：桂枝（去皮）四两，附子（炮，去皮，破）三枚，生姜（切）二两，大枣（擘）十二枚，甘草（炙）二两。

用法：上五味，以水六升，煮取二升，去渣，分温三服。

方义：方以桂枝附子为主药。桂枝通阳祛风，附子温经止痛，桂附相伍，温阳散寒，以祛经络之风寒湿邪；生姜辛温走外，以助附桂温散之力；大枣、甘草、合生姜，辛甘化阳，调和营卫，以使邪从外解。诸药相伍，主治风寒湿邪痹着肌表，太阳类似证——风湿证。

(2) 去桂加白术汤

功用：温经助阳，祛风除湿。

组成：附子（炮，去皮，破）三枚，白术四两，生姜（切）三两，甘草（炙）二两，大枣（擘）十二枚。

用法：上五味，以水六升，煮取二升，去渣，分温三服，初一服。其人身如痹，半日许复服之，三服都尽，其人如冒状，勿怪。此以附子、白术并走皮内，逐水气未得除，故使之耳，法当加桂四两。此本一方二法：以大便硬、小便自利，去桂也；以大便不硬、小便不利，当加桂。附子三枚，恐多也。虚弱家及产妇，宜减服之。

方义：用于在桂枝附子汤证基础上又见大便硬与小便自利的症状，这说明气化已通行，原来大便溏已硬结，小便不利已小便自利。但湿邪困脾仍在，不再需要桂枝通阳化气，而需要加白术健脾燥湿，使湿从内撤。它不同于桂枝附子汤，治疗重于表散。

138-175

导读：风寒湿痹，着于关节的证治。

经文：风（寒）湿相搏，（因寒主收引，主阴凝，风与寒为伍，使寒更甚；湿邪黏腻，重着，风寒湿合之，促使气血凝滞，经脉不利，故）骨节疼烦，掣痛不得屈伸，近（触）之则痛剧。（再从热胀冷缩原理看，风寒湿侵袭气血不畅通，亦可见骨节烦痛，掣手痛，不得屈伸，触之疼剧）。（因风胜于表，卫阳不固，故）汗出；（因湿邪内阻，气机不利，在上则）短气；（因湿邪内阻，三焦气化不利，在下焦则）小便不利；（因汗出肌疏，不胜风袭，故）恶风不欲去衣；（因风湿邪溢于肌肤），或身微肿者。（证乃风寒湿痹阻关节），甘草附子汤主之。

方药：甘草附子汤

功用：温阳散寒，祛湿止痛。

组成：甘草（炙）二两，附子（炮，去皮，破）二枚，白术二两，桂枝（去皮）四两。

用法：上四味，以水六升，煮取三升，去渣，温服一升，日三服。初服得微汗则解。能食，汗止复烦者，将服五合，恐一升多者，宜服六、七合为始。

方义：方以附子辛热以温经散寒；白术苦温，以健脾燥湿；桂枝辛温，与附子白术为伍，既能温表阳以固卫气，又能通经络祛风湿。寒湿去则痛自止，卫气得固，则恶风寒自止。附子、白术相配，加强温阳化气之功，则小便不利，短气身肿皆愈。甘草甘缓，调和诸药。四味共奏温阳散寒、祛湿止痛之功。

二、十枣汤证

139-152

导读：饮停胸胁证治及与太阳中风证的鉴别。

经文：太阳中风，（由于治疗不当，引动内里之饮邪，在下渍于肠，则）下利；（水饮逆于胃，故）呕逆；（太阳中风，复加内里饮邪，实为表里同病，宜先解表），表解者，乃可攻之。（由于饮邪流动不居，外走肌肤，故）其人漐漐汗出，（即"微微汗出"；因正邪相争，故）发作有时，（因饮邪上逆，蒙蔽清窍，故）头痛；（因饮停胸胁，气机不利，故）心下痞硬满，引胁下痛；（因饮溢于胃，胃失和降，则）干呕；（因水饮迫肺，肺气失利，故）短气。汗出不恶寒者，（此为太阳中风证。本证漐漐汗出），此表解里未和也。（证乃饮停胸胁），十枣汤主之。

方药：十枣汤

功用：攻逐水饮。

组成：芫花（熬），甘遂，大戟，大枣。

用法：上三味，等分，各别捣为散。以水一升半，先煮大枣肥者十枚，取八合，去渣，内入药末。强人服一钱匕，羸人服半钱，温服之，平旦服。若下少，病不除者，视情，明日更服，加半钱。得快下利后，糜粥自养。

方义：方以甘遂、大戟和芫花，苦寒峻下泻水。但有毒，须慎用，其性峻烈，凶猛，用之得当，效力甚捷。因毒药易伤脾胃，故加入大枣，甘平补脾扶助正气，并缓减诸药的烈性和毒性。方以大枣命名"十枣汤"，有意突出保胃之义。

严格辨证，准确用量，从小量1～2g开始，连续服用或隔日服，视体质及用药反应，调整用量。因其对咽喉有刺激，可装胶囊应用。

三、瓜蒂散证

140-166

导读：胸膈痰实证治及与太阳中风的鉴别。

经文：病如桂枝证，（是指发热、恶寒、汗出类似太阳中风证。而）头不痛，项不强，（因痰实之邪阻滞胸中，正气抗邪外出所为）寸脉微浮，（非脉阴阳俱浮，故又不像中风证）；胸中痞硬，（由于痰饮实邪停滞胸膈，阻碍气机所为）；气上冲喉咽，不得息者，（因痰随气逆影响呼吸所为）。此为胸有寒也，（证乃痰饮停滞胸膈），当吐之，宜瓜蒂散。

方药：瓜蒂散

功用：催吐痰饮。

组成：瓜蒂（熬黄）一分，赤小豆一分。

用法：上二味，各别捣筛，为散已，合治之，取一钱匕，以香豉一合，用热汤七合，煮作稀糜，去渣。取汁合散，温顿服之。视情，酌加量再服。（不吐者，少少加。得快吐，乃止。诸亡血虚家，不可与瓜蒂散）。

方义：吐法针对上焦胸膈痰饮实邪而设。瓜蒂味极苦，有涌吐之用，选做主药，辅以味酸之赤小豆，有酸苦涌泄之力，以加强涌吐作用；更配淡豆豉，清轻宣泄上行，以其煮汤合散，共为涌吐之峻剂。取甜瓜蒂炒黄，赤小豆等量，分别捣细和匀，每次1.5～3g，淡豆豉10g煎汤送服。

第六节　辨表里治法及其先后缓急

141-44

导读：太阳病宜汗忌下的治则。

经文：太阳病，外证未解，（说明邪仍在表，治宜汗法），不可下也，下之为逆。（误用下法，每致邪气内陷，可能引起胸满、喘、汗出、下利、结胸、痞证等变证，故忌用下法）。欲解外者，（调和营卫），宜桂枝汤。

142-45

导读：太阳病汗下后，表仍在，仍可调和营卫。

经文：太阳病，先发汗不解，而复下之，（又用攻下法误治），脉浮者不愈，（以脉测证，脉）浮为在外，（表证未解，仍当解表），而反下之，故令不愈。今脉浮（主表），故在外，当须解外（调和营卫）则愈，宜桂枝汤。

143-56

导读：以小便清否，辨别表里，表在宜桂枝汤。

经文：伤寒，不大便六七日，头痛有热者，（其证在表在里？验之小便是为要点。若小便赤浊，则属里热结实，头痛是浊热上扰所为），与承气汤。其小便清者，知不在里，仍在表也，当须发汗；若头痛者，必衄，（指用桂枝汤发汗后，头痛不解而加重，为表邪郁而不解，损伤在上之阳络，迫血妄行离经，可能出现鼻衄。证乃表邪郁在阳络，治以调和营卫），宜桂枝汤。

144-90

导读：表里同病，汗下先后的治法。

经文：本发汗，（指表里同病，里轻表重，本当发汗，若发汗表不解，可以再汗）。而复下之，此为逆也。（指表证不解，改用下法，这是误治）。若先发汗，治不为逆。本先下之，

（是指表里同病，里证已急，表证尚轻，当先用下法），而反汗之，为逆（误治）。若先下之，治不为逆（不为误治）。

145-91

导读：表证误下形成表里同病的先后缓急治法。

经文：伤寒，医下之，（即误用下法），续得下利清谷不止，**身疼痛者**，（是误下伤阳，阳虚不得腐熟水谷，下利不止，说明病重及肾，已伤及少阴肾阳；身体疼痛，指示表证仍在。形成太阳表邪未解，又兼少阴阳虚的表里同病。依"先病为本，后病为标。急则治标，缓则治其本"的原则），急当救里。后身疼痛，（太阳膀胱经，感受风寒外邪，以后身痛为重）；清便自调者，（说明里证不急，表证较急），急当救表。救里宜四逆汤。救表宜桂枝汤。

146-92

导读：表里同病，舍证从脉，治以先里后表。

经文：病发热头痛，（表明有太阳表证，表证当有脉浮，而）脉反沉，（沉主里，故曰"反"沉）。若不差，（即使）身体疼痛，（虽有表证，里证较急），当救其里，四逆汤方。

147-93

导读：太阳病汗下所致眩冒的治法。

经文：太阳病，先下而不愈，因复发汗，（汗下顺序皆不当），以此（导致）表里俱虚。（因汗下正气受挫，表邪未解，正虚邪滞，上蒙清窍，故）其人因致冒，冒家（头眩晕者）汗出自愈，（冒家，虽表邪不去，因正气已虚，不可再汗，只可等待正复祛邪，汗出自愈）。所以然者，汗出表和故也。里未和，然后复下之。（如汗出眩晕已愈，唯里气不和，大便不通，可用调胃承气汤以调胃气则愈）。

148-94

导读：脉诊和战汗的机理。

经文：太阳病未解（说明其邪在表，正邪相争，其脉应为阴阳俱浮，而）脉阴阳俱停，（今尺寸之脉俱隐伏不见，是气血一时被邪气抑郁不能外达），必先振栗，汗出（战汗）而解，（此时等待阳气渐伸，祛邪外出，必先寒颤振栗、发热，随之周身汗出，病随汗解。若）但阳脉微者，（为寸脉微动。是表阳被外邪郁闭所致），先汗出而解，（邪祛阳伸而解）；（若）但阴脉微者，（为尺脉微动，是里气被邪实郁闭，脉道不畅所致，应泻下攻里），下之而解，（邪实祛里气通而解）。若欲下之，宜调胃承气汤。

附：备考原文

149-30

导读：阴阳两虚患者，误用桂枝汤的变证及其治疗。

经文：问曰：证象阳旦，（阳旦即桂枝汤别名。是指桂枝汤证，如29条"伤寒，脉浮，自汗出及微恶寒"，证似桂枝证。但心烦，脚挛急，小便数，又不像桂枝证）。按法治之而增剧，（指桂枝证用桂枝汤治疗而病加剧，出现变证，证候可见四肢）厥逆，咽中干，两胫拘急而谵语。师曰：言夜半手足当温，两脚当伸。后如师言。何以知此？

答曰：寸口脉浮而大，浮为风，大为虚，风则生微热，（脉浮为表阳不足，风邪入侵，表阳与风邪相争，则有微热）；虚则两胫挛，（脉大为阴虚于下，失于滋养则下肢拘挛）。病形象桂枝（证），（总属阴阳两虚证，本宜桂枝加附子汤，温经复阳，固表敛液），因加附子参其间，增桂令汗出，附子温经，（由于附子过于温燥，出汗过多），亡阳故也。（现不加附子，反增桂枝用量，辛温发汗，以致阳气益虚，则）厥逆；（阴液更伤，神志失养而）咽中干，烦躁，阳明（热燥）内结，（扰乱心神，则）谵语烦乱（等变证丛生），更饮甘草干姜汤，（温中复阳，辛甘化阳。正当）夜半阳气还，（两足得到温煦），两足当热，胫尚微拘急，重与芍药甘草汤，（使阴液得复，下肢舒展），尔乃胫伸。以承气汤（使大便）微溏，（里热下泄，神志清晰），则止其谵语，故知病可愈。

150-75

导读：重发汗损伤心阳，及水饮伤肺的证治。

经文：（诊病应四诊合参），未持脉时，（望到）病人手叉自冒心，（即患者交叉双手，按住心胸。此是心阳虚而致心悸，欲得按）。师因教试令咳，而不咳者，此必两耳聋无闻也。所以然者，（心悸、耳聋皆因重发汗，阳气虚损之证。汗为心液，发汗过多，使心阳外泄，导致心阳不足，空虚无主，故心悸，"手叉自冒心"；因手少阴之络会于耳，心寄窍于耳。心阳虚，耳窍失养，故失聪。重者伤肾，因肾开窍于耳，肾气虚则耳聋，所谓）以重发汗，虚故如此。发汗后，（由于津液耗伤，而口渴欲饮），饮水多必喘，（因汗多，伤津又伤阳气，运化不利，导致水饮停聚，水寒射肺，肺失肃降所为）。以水灌之亦喘，（因汗后肌腠空虚，若贸然以水浴身，水寒之气，从皮毛而入，肺气不利，上逆所为）。

151-108

导读：肝乘脾之证治。

经文：伤寒，腹满谵语，寸口脉浮而紧，（类似阳明病，但脉非沉迟实大，而是沉而紧，可见脉象不支持阳明病，又无潮热，腹痛，故非阳明病。脉浮而紧，似太阳伤寒证，但脉浮紧，仅见寸口，非三部俱见，故又非太阳病，此属何病）？此肝乘脾也，（因谵语是由肝气盛所致，腹满是脾土受肝木乘克所为。如此，肝气放纵，乘其所胜，故）名曰纵。（因肝气过盛，脾土受制者，为实证。实证宜泻肝，故）刺期门，（以疏肝经之实邪）。

152-109

导读：肝乘肺的证治。（原文顺序略有调整）。

经文：伤寒，发热，啬啬恶寒，（证似太阳证。因肝气过盛，反侮其不胜，又因肺主皮毛，肺受肝邪所侮，肌表开合失司，故发热恶寒）；大渴欲饮水，其腹必满，（又似阳明病，但也不是太阳阳明合病。因木火刑金，肺金受灼，津液不布，故渴欲饮水。因水气停蓄不化，气机壅滞，故其腹必满），此肝乘肺也。（由于肝气横逆，侮其所不胜，上犯于肺，故）名曰横。刺期门，（泻肝之盛气，水散而津液得通，肝邪得以外泄，肺脏不再受侮，毛窍畅通，则）自汗出、小便利，其病欲解。

153-121

导读：太阳病误吐致胃中热燥之证。

经文：太阳病，（邪在表，属表证，本应汗法，祛邪外出。若）吐之，（虽也寓有发散之意，偶尔使外邪得解），但太阳病当恶寒，今反不恶寒，不欲近衣，（说明邪气已离太阳之表，转属阳明里热。吐法极易损伤胃中津液，燥生热，热生烦，故）此为吐之内烦也。

154-123

导读：太阳病误吐下致变证的证治，及其与小柴胡汤证的鉴别。（原文顺序略有调整）

经文：太阳病，过经十余日，心下温温（"温"通"愠"，音"晕"，形容烦闷不舒之状）。欲吐，郁郁微烦，（与少阳病心烦，喜呕相似。但少阳病不会出现）腹微满，大便反溏，（故非太阳病传入少阳。腹微满，心中烦闷，又与阳明病相似，但阳明病，不应便溏，故曰"反溏"）。先此时自极吐下者，与调胃承气汤，（本证属重用吐下两法，损伤津液，胃燥化热，热郁胃肠为之。为误治之变证）。若不尔者，不可与，（疾病之发展，若非误治，自然发展而来），但欲呕、胸中痛，微溏者，此非柴胡汤证，（此呕等症，系重用吐下为之。损伤胃气的见症。微溏者，与腹满同见，多为寒邪损伤脾胃阳气，病转太阴病所为，则不可与调胃承气汤）。但欲呕，微溏者，（为吐下药力未除表现）；而胸中痛，（是极吐时气逆所为。综上，此非柴胡汤证），以呕故知极吐下也，（本证之呕，系重用吐下之法，损伤胃气，不得与少阳病喜呕相联系，病变部位在胃肠，不在少阳，故曰"非柴胡汤证"，此时，以祛胃肠热燥为主，不宜峻猛攻下之剂，只宜泻热润燥和胃，治之宜用）调胃承气汤。

155-139

导读： 素有水饮者患太阳病，误下可致结胸或协热利两种变证。

经文： 太阳病，二三日，（表证仍在，出现）不能卧，但欲起，心下必结，（心下有邪结聚）；脉微弱者，（邪结在里，脉当沉实。今脉微弱，是因其人素有寒饮聚于胸膈心下，阻碍胸中阳气运转，进而影响宗气以贯心脉的作用，故脉微弱），此本有寒分（水饮）也。（综上表寒兼有里饮之证，治应解表化饮。医者仅凭心下结满，即）反下之，（导致表邪内陷，与水搏结）。若利止，必作结胸；（若）未止者，四日复下之，（必伤脾胃，导致里虚下利，而表邪未解），此作协热利也。

156-140

导读： 太阳病误下，以脉测知不同的病变。

经文： 太阳病，下之，（邪在表，本应发汗以祛邪。若误用下法，以致不同变证），（1）其脉促，（促脉为阳脉，是指脉搏急促，说明阳气向上向外，有抗邪外出之力，故）不结胸者，此为欲解也；（2）脉浮者，（下后脉仍浮者，表明为表邪甚盛，下之不衰，必乘误下之里虚，陷入上焦与痰水相结，故）必结胸；（3）脉紧者，（为表寒入里。下后，寒邪直入少阴，阴寒逼迫下焦之虚阳，循经上冲，故）必咽痛；（4）脉弦者，（为下后邪传少阳，因少阳之脉循两胁，故）必两胁拘急；（5）脉细数者，（脉细为虚，数为热，下后虚阳躁动，上扰于头，经脉不通，故）头痛不止；（6）脉沉紧者，（脉沉乃为误下损伤阳气，阳虚不能鼓动脉搏运行之故。紧主阳虚，寒饮内停，寒饮阻邪，冲逆而上，故）必欲呕；（7）脉沉滑者，（滑为阳脉，主里实，邪热随误下之势，迫使水谷下趋而利，故）

协热利；（8）脉浮滑者，（误下后，脉浮滑，为表邪未尽内陷，扰动血脉，故）必下血。

157-141

导读： 湿郁心烦及寒实结胸的证治。（分段论述）。

经文：

一段：病在阳，（即病在太阳），应以汗解之，（当用麻桂二汤发汗。医）反以冷水潠（喷灌）之，若灌之（退热，由于肌表受寒则收缩，玄府不开，使腠理更加郁闭，汗不得外出而湿郁，故）其热被劫不得去；（由于湿阻阳遏，影响心神，故）弥更益烦；（由湿闭玄府，故）肉上粟起；（由于轻者湿热内蕴而心烦），意欲饮水，反不渴者，（治当清热化湿），服文蛤散。若不差者，（是指心烦不解，粟不消，是水湿之邪郁于三焦，治应化气行水），与五苓散。

二段：寒实结胸，（是寒痰、冷饮内结胸膈、脘腹所为），无（烦躁口渴）热证者，（治宜祛寒逐水开结之法），与三物小陷胸汤，白散亦可服。（三物小陷胸汤，白散亦可服：可能是"三物白散，小陷胸汤不可服之"据刘渡舟考证：小陷胸汤为衍文）

方药：

（1）**文蛤散**

功用： 清热化湿。

组成： 文蛤五两。

用法： 上一味，为散，以沸汤和一方寸匕服，汤用五合。

方义： 文蛤仅一味，独能清热化湿，且能利小便。

（2）**三物白散**

功用： 祛寒逐水开结。

组成： 桔梗三分，巴豆（去皮心，熬黑，研如脂）一分，贝母三分。

用法： 服后，若痰饮结于膈上者，可吐而出。若痰饮结于膈下，可泻而去之。因吐下易伤胃气，故用"白饮"送服。

上三味，为散，内入巴豆，更于臼中杵之，以白饮和服。强人半钱匕，羸者减之。病在膈上必吐，在膈下必利。视情不利，进热粥一杯；利过不止，进冷粥一杯。身热皮粟不解，欲引衣自覆。若以水潠之、洗之，益令热却不得出，当汗而不汗则烦。假令汗出已，腹中痛，与芍药三两，如上法。

方义：本方适于寒实结胸无热证，治则非峻攻不足破其实邪凝结。巴豆辛热大毒，攻逐寒水，泻下冷积，故为本方主药；贝母解郁开结，而以祛痰；桔梗开提肺气，既可利肺散结，而又祛痰，载药上行，更有助水饮泻下。三药配伍，促使寒痰冷饮而出。三物俱呈白色，故称三物白散。

158-150

导读：太少并病，误下成结胸之危候。

经文：太阳少阳并病，（本应和解少阳，兼以表散为法，若医不知），而反下之，（导致太阳与少阳二经邪热内蕴与痰水有形之物搏结，故）成结胸，（而见）心下硬；（因痰水结于上，与水浆同类，饮之加重病情，故）水浆不下；（因阳邪内结，扰神，故）其人心烦；（因误下致脾胃虚寒，中气下陷，故）下利不止。

159-153

导读：汗下烧针后的变证及其预后。

经文：太阳病，医发汗，（合乎治疗原则，但方寸掌握不准，虽经发汗，但表证仍在，故）遂发热恶寒；（本可再汗，医者不解），因复下之，（一误再误，致使表气受伤，脾胃之气受损，邪气乘虚内陷，气机痞塞，升降失常，故）心下痞。表里俱虚，（进而）阴阳气并竭，（表邪内陷后，表解，寒热已罢，唯剩心下痞里证，表为阳，里为阴，故）无阳则阴独。（本证心下痞是误下之后，中焦受损，邪热乘虚内陷，故为寒热错杂，虚实相兼之痞，当用半夏泻心汤类方，健脾益气，和胃消痞。医者不明病机），复加烧针，（火邪内攻），因胸烦，面色青黄，（系肝木乘脾土所为）；肤𥉙者，（是阳虚不能温养肌肤所致，实为脏气大伤，预后不良，故）难治；今色微黄，（微黄为肝之本色，且）手足温者，（说明脾胃阳气尚能达于四肢，胃气犹存，化源有望，尚具抗病之力，故）易愈。

160-160

导读：伤寒误用吐下汗，致水饮内动，久而成痿。

经文：伤寒（太阳表证），吐下后，（徒伤正气，复）发汗，（更伤津液，由于丢失水液过多，由于正虚而邪扰，正邪相搏，则）虚烦；（由于阳气不足，鼓脉无力，则）脉甚微。八九日（正气未复，阳气益虚，不能制水，水气上逆，则）心下痞硬；（邪气留于胁下，阻碍气机，不通则）胁下痛；（水饮中阻，胃气上逆，则）气上冲咽喉；（清阳不升，浊阴不降，则）眩冒；（吐下发汗，导致阳虚，津液亏虚，不得温煦滋润，则）经脉动惕者，久而（肢体软弱）成痿。

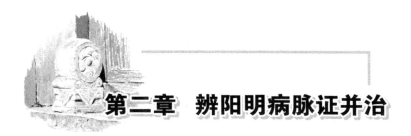

第二章 辨阳明病脉证并治

总 论

阳明是指阳气最多之意。阳明病是在外感病过程中,邪入阳明,因阳明之腑为多气多血之腑,正邪相争,特别剧烈,邪热盛极,多属里热实证。

阳明包括足阳明胃经和手阳明大肠经。胃在腹腔的上方,紧贴膈肌以下的左侧。胃呈袋状体,大小可容纳3000ml。胃经起于鼻旁,下循鼻外,入上齿中,还出挟口,环唇,下交承浆,循颊车,经耳前,上发际至额颅;其支者,从大迎前下人迎,循喉咙,入缺盆,下膈属胃络脾;其直行者,从缺盆下循胸腹而至足。

手阳明大肠经,起于食指,循臂外侧前缘,上肩,下入缺盆、络肺、下膈、属大肠。

胃与脾同属中州,以膜相连,其经脉相互络属,构成表里关系。胃主受纳,腐熟水谷,喜润恶燥,以降为顺;脾主运化,喜燥恶湿,以升为健。脾胃相关,燥湿相济,升降相因,协作完成受纳,腐熟,营养物质的吸取、转输功能。脾胃共为后天之本,气血生化之源。手阳明大肠与手太阴肺,有经脉相互络属,组成表里关系。饮食入胃,胃实而肠虚,肠实而胃虚,虚实交替,腑气通顺,胃肠中的糟粕,方能排出体外。然而,大肠之传化物、排出糟粕,有赖肺气的肃降,脾气的布津滋润，和胃气的降浊。由此，可知脾胃肺大肠合作，方能完成新陈代谢全程。因水谷精微，化生气血，充养周身。故《素问·血气形志》曰："阳明常多气多血"。因此，人体之气，因阳明为多气多血之经，气畅则血养自然充沛。气在五脏作用方面，由于脏腑密切配合，利用糖、脂肪、蛋白质、维生素、氧、水、稀有金属等氧化分解，产生大量的热量，具有温煦作用，以保障维持正常体温，即恒定体温。在高温或低温环境下，由心脑调控内脏（主要是肝）、骨骼肌多产热或少产热，以实现新的"恒定体温"，确保生命的生理活动。当然呼吸、出汗、二便也带走一定的热量，起到调节作用。

阳明病成因，一为他经传来，如太阳阳明者、少阳阳明者、三阴病。阴寒之邪郁久化热，或少阴热化证伤津化燥，及寒化证阳复太过，皆可转属阳明病。二是阳明自病，由于素体阳盛，或有宿食，或感受热燥之邪，伤津化燥而成阳明病。

由于阳明多气多血，喜润恶燥，以降为顺，且阳气昌盛，感邪发病，易从燥化成实，故辨证多为里热实证。医圣仲景概括为"胃家实"病理机制，实际包含胃，大肠。

临床类型：一为无形热邪充斥内外，尚未燥结成实。证候：身热自汗出，不恶寒反恶热，为阳明热证；二为热燥结实。证候：大便硬结，潮热谵语，手足潮热汗出，腹满疼或绕脐疼，脉沉有力，为阳明实证。阳明亦有虚寒证，如吴茱萸汤证。

此外，还有湿热发黄证，蓄血证以及邪热侵入血分等证。

阳明治则：主要是针对热证，清热生津，用白虎汤、白虎加人参汤类。

实证清下为正治，用三承气汤；邪热郁于胸膈者，清宣郁热，用栀子豉汤类；邪热伤阴，水气不利者，清热滋阴利水，用猪苓汤；邪热不甚，津伤肠燥者，用麻子仁丸；津液内竭，燥屎内结，须在自欲大便之时，用蜜导煎或猪胆汁润导。阳明虚寒证，用吴茱萸汤。湿热黄疸，清热利湿，用茵陈蒿汤、栀子柏皮汤、麻黄连轺赤小豆汤。寒湿发黄，散寒化湿；热入血分，导致鼻衄。仲景未出方药，可辨证施治。热与血结，而致蓄血证，治宜破血逐瘀，用抵当汤类。总之，阳明病治则以清下实热为主。目的是"保胃气，存津液"。

阳明病，因为胃是多气多血之腑，故预后良好。亦有治疗不当，转为太阴病，故后世曰：实则阳明，虚则太阴。

第一节　阳明病概念

一、阳明病界定

161-180

导读：阳明病之界定。

经文：阳明之为病，胃家实（"胃家"是指胃、肠，"实"为邪气实，一指阳明热燥充斥于全身，二指热燥结实于肠道）是也。

二、阳明病外证

162-182

导读：阳明病之外证。

经文：问曰：阳明病外证云何？（阳明本属里证，以热、燥、实为特点，此曰外证，即阳明之热、燥、实邪在内，而反映在外之证候，通过四诊可得之，所谓"有诸内，必形诸外"是也。简言之，阳明里实反映于外的证候，叫作阳明外证）。

答曰：身热，汗自出，不恶寒，反恶热也。（身热为主症为因，汗自出为果。不恶寒反恶热，为兼症，是为身热定性的。阳明主燥，易于热结。身热，由于胃腑热结而熏蒸肌肉，以致内外皆热，故云外证必见身热。六经皆有身热，但阳明身热，与诸经不同，其热势高亢，而伴汗出，热不因汗出而退。因阳明为多气多血之腑，热燥蒸腾气血津液而汗出，故身热必与汗出为伴。身热汗出非阳明独有，唯不恶寒反恶热者也）。

三、阳明病主脉

163-186

导读：阳明病之主脉。

经文：伤寒（为广义伤寒）三日，（约略之数，言其经过一段时间），阳明脉大，（此为阳明主脉。因阳明为水谷之海，为多气多血之腑，病邪入阳明，热燥方张，蒸迫气血流行，鼓脉有力，故阳明之脉大）。

第二节　阳明病病因病机

164-179

导读：阳明病的成因和来路。

经文：问曰：病有太阳阳明，有正阳阳明，有少阳阳明，何谓也？答曰：太阳阳明者，（是由太阳转属而来。因太阳主表，表病由于误治失治以致病邪入里，胃热肠燥，损伤津液，约束脾脏，不能为胃肠行其津液，而致大便秘结，所谓）脾约是也；正阳阳明者，（由外邪直犯阳明而来），胃家实是也，（胃家，是指胃肠。实是指热燥结实）；少阳阳明者，（由少阳转属阳明而来），发汗、利小便已，（由于屡次误治，重伤胃肠津液，导致）胃中燥、烦、实，（与"胃家实"相似），大便难是也，（是由胃肠热燥结实所为。大便秘结，故难解）。

165-181

导读：太阳病误治转属阳明病。

经文：问曰，何缘得阳明病？答曰：太阳病，（发汗本属正治之法，以微汗为佳。若发汗不当，祛邪反成引邪入里，化燥转属阳明）。若发汗，若下，若利小便，（均可丢失大量水分，损伤津液），此亡津液，（导致）胃中干燥，因转属阳明。（胃家实包含）：不更衣，（其证较轻，多指脾约证）；内实，（是指胃家实，三者之中最重）；大便难者，（较重。三者虽有轻重之分，但均系太阳、少阳而来，热燥结实，故）此名阳明也。

166-183

导读： 阳明初感外邪之见证与辨证要点。

经文： 问曰：（阳明病），病有得之一日，不发热而恶寒者，何也？答曰：虽得之一日，（因外邪初入，阳气闭遏，未能抗争，同时热燥未盛，故有短时恶寒，即）恶寒将自罢，（因阳明为多气多血之腑，迅速形成热燥之证，故）即自汗出而恶热也。

167-184

导读： 接上条，阐明"恶寒自罢"的原因。

经文： 问曰：恶寒何故自罢？答曰：阳明居中，主土也。万物所归，无所复传。（阳明乃指脾胃，位居中焦五行属土也。"万物所归，无所复传"，首先，以取象比类方法阐述。自然界土能生育万物，而万物经生长、发育、衰老之后，复归于土，即"万物所归"。此与人体相似，以脾胃为中土，饮食所归，化生精微，输布全身，生长、发育、衰老、死亡、复归于土，即万物所归。由此言之，脾胃犹具土德，为万物所归。其次，病入阳明，由于阳明为多气多血之腑，各种病邪，皆可化燥，即热燥成实，治疗只能清热攻下，故曰"无所复传"）。始虽恶寒，二日自止，此为阳明病也，（阳明病，初恶寒，其迅速即罢，是阳明燥气偏胜，太阴湿土不及，不能滋润胃燥，故热燥亢极，始恶寒，迅速发热，不恶寒反恶热，而成阳明病。柯韵伯说得精湛：惟阳明恶寒……表里寒热之邪，无所不归，无所不化，皆从燥化而为实，实则无所复传，此胃家实，所以为阳明之病根也)。

168-185

导读：太阳病汗出不彻，及伤寒邪热亢盛所致阳明病。将经文分段阐述。

经文：一段：本太阳，初得病时，发其汗，汗出先不彻，因转属阳明也。（太阳病初起，发汗为正治，而以遍身微汗，又无伤津之弊。今虽发汗，而汗出不彻，不能达到腠理宣畅，正气祛邪外出，邪去正安的目的。同时可因病邪稽留，复因胃气偏盛，而入里化热，病归阳明，故曰"转属阳明也"）。

二段：伤寒发热无汗，（按治则亦可发汗，所谓"体若燔炭，汗出而散"。而本条无汗，即未经误治，也可引起病邪传变，一般来说，阳旺时多传入三阳之腑，阴盛者多传入三阴之脏。今阳旺而入阳明之腑）。呕不能食，（因胃阳偏旺，气逆不受谷也）；而反汗出濈濈然者，（汗出多，似流水貌。本来无汗，而今反汗出濈濈然，是太阳恶寒已罢，身热汗出，不恶寒，反恶热，病证已入阳明无疑，故曰）是转属阳明也。

169-188

导读：伤寒转系阳明的主症。

经文：伤寒，（实指广义伤寒，即外感热病的总称），转系阳明者，（凡病转属阳明，非独太阳病）。其人濈然微汗出也，（热而汗出，连绵不断，微汗貌。因阳明主肌肉，又主津液所生病。伤寒转属阳明，热燥蒸迫津液，出于肌腠，故汗出为阳明病的主症，又是特征之一。本文仅提"濈然汗出"，以代表阳明病证候。其实阳明之汗，必然伴随身热，不恶寒，反恶热。此外无形热燥充斥阳明，多伴口渴，脉洪大等；若热燥与有形之积滞搏结成实，多伴腹满硬痛，不大便，潮热，谵语等）。

第三节　阳明热证

一、栀子豉汤证

170-221

导读：阳明病误治或早下的变证。（原文顺序略有调整）。

经文：阳明病，脉浮而紧，（脉浮，亦示阳明之热，脉紧也示阳明之实，若在太阳病，风寒在表。本条与）腹满而喘，咽燥、口苦（并见，当为里热渐盛，证乃热势在表的阳明中风证。因阳明热盛，故见）发热汗出，不恶寒，反恶热；（因邪渐成实，阻碍气机，故腹满为喘；因热盛耗气，故）身重。（仲景对这种表邪未罢，里热渐盛，热势连表之证，尚未有治疗定法成方，故后设几种误治的变证）。若发汗则躁，心愦愦（心中烦乱），反谵语，（是以脉浮为表，而用辛温发汗，伤津助热，热扰心神所致）。若加温针，必怵惕（惊惧之状），烦躁不得眠。（是以脉紧为寒，而误用温针通汗，以火治热，热势更甚，热扰心神所为）。若下之，则胃中空虚，客气（邪气）动膈，心中懊憹，舌上胎者，（若误认里热盛，未成实，早下徒伤胃气，导致胃中空虚，邪气动膈，扰乱神志所致。此乃虚烦证），栀子豉汤主之。

171-228

导读：阳明病下后余热未清，邪扰胸膈的证治。

经文：阳明病，下之，（而成栀子豉汤证，机理有二：一为无形热燥盛于阳明，误下使胃中空虚，客气动膈，如前条所述；一为阳明燥实，腑气不通，治以苦寒攻下，本属正治。有一下而愈者，也有下后燥结虽通，而余热未清，当清余热，善后处理）。其外有热，（泻下之后，惟其余热残留，反映于外所致）；手足温，（因阳明主四肢，又因腑实已去，或原未成实，双手足漐然汗出，热燥已退，而但见手足温）；不结胸，（为无形邪热留扰胸膈，致心烦懊恼，胸膈必不疼痛或微痛，而不硬满所致）；心中懊恼，（下后胃肠已通，腹满硬痛已除，但无形之热未尽，蒸于胸膈，热扰心神所为）；饥不能食，（无形之热侵犯胃脘，又不能消谷，故为之）；但头汗出者，（胸膈余热熏蒸于上所致。证乃无形之热留扰胸膈），栀子豉汤主之。

二、白虎汤证

172-176

导读：阳明病表里俱热的证治。

经文：伤寒，脉浮滑，（脉浮为热盛于外，即"表有热"。但此表热系阳明里热外现，与阳明外证之发热同义。脉滑为热盛于里，因里热盛，鼓舞气血有力，故其脉往来流利，如珠走盘，可知脉浮滑亦为阳明之脉）。此以表有热，里有寒。（"寒"按逻辑推理当为"热"，证乃表里俱热），白虎汤主之。

方药：白虎汤

功用：辛凉解表。

组成：知母六两，石膏（碎）一斤，甘草（炙）二两，粳米六合。

用法：上四味，以水一斗，煮米熟，汤成，去渣，温服一升，日三服。

方义：针对阳明无形热燥，充斥全身。石膏辛甘大寒，擅清热；知母苦寒而润，泄火滋燥。二药相伍，以清阳明独胜之热，而保胃津。炙甘草、粳米、益气和中，一则以气生津，二则避寒凉伤胃。四味相配，共奏辛凉解表之功。

173-219

导读：三阳合病以阳明热燥亢盛偏重的证治及禁例。（原文顺序略有调整）。

　　经文：三阳合病，（虽是三阳合病，但其病变主要在阳明，为无形邪热亢盛，充斥于表里内外，属里热证，亦称阳明热证。热遏阳明，气滞于中，则）**腹满；**（伤津耗气，热蒸肌肉，则）**身重；**（口为胃之外窍，胃热炽盛，浊热上逆，则）**口不仁；**（足阳明经行于面，浊热之气上熏于上，故）**面垢；**（热扰心神，则）**谵语；**（热盛神昏，膀胱失约，则）**遗尿；**（邪势涉及少阳两胁之经脉，则）**难以转侧；**（热盛于里，蒸腾于外，故），（若误认身重为表，）**发汗则谵语，**（因里热愈炽，津液愈伤，热燥扰神，心无所主，故谵语加重；若不识热遏气滞之腹满），**下之则额上生汗，手足逆冷，**（因下之导致阳明气血大伤，阴遏于下，阳无所附而浮越所致。由此可见，阳明无形燥热禁用汗下）。**若自汗出者，**（证乃阳明热燥），**白虎汤主之，**（是邪虽重，而津液未竭，故用白虎汤以清热保胃津）。

三、白虎加人参汤证

174-170

　　导读：阳明热盛津伤的证治及禁例。

　　经文：伤寒，脉浮，发热，无汗，其表不解（证乃太阳伤寒，治当发汗解表。若兼内热，亦当发表清里），**不可与白虎汤。**（其表不解，实为白虎之禁例。用之则寒凉冰伏，徒伤中阳，导致表邪内陷，形成变证。若太阳表证已解，阳明热燥炽盛，伤津耗气，则）**渴欲饮水，无表证者，**（证乃阳明热盛伤津），**白虎加人参汤主之。**

175-169

　　导读：阳明里热亢盛，津气两伤之证治。

　　经文：伤寒，无大热，（在三阳篇中数见。归纳可分两类：一为表无大热，而热于里；二为虚阳浮越，在外之假热。与真热相比，称为"无大热"）。**口燥渴，心烦，**（由阳明热燥亢盛，津液耗伤，扰乱心神所致）；背微恶寒者，（是阳明病的特殊情况所见。由于里热亢盛，汗出肌疏，气阴两伤，不胜风寒所致。证乃阳明热盛伤津耗气，治以清热益气生津），白虎加人参汤主之。

176-168

导读： 伤寒误吐下后，热结在里，热燥伤津的证治。（原文顺序略有调整）。

经文： 伤寒，若吐若下后，七八日不解，（不能使邪从外解，而发生变证）。热结在里，表里俱热，（表里者，内外言，即内外皆热。内热为阳明热燥，扰乱心神，自伤津液，故）大渴，舌上干燥而烦，欲饮水数升者。（外热亦由热燥外露，证如身热、汗出反恶热），时时恶风，（是由热势蒸迫，汗多肌疏，气津两伤所致。证乃热盛伤津）。白虎加人参汤主之。

177-222

导读： 上接221条，阳明热盛伤津的证治。

经文： （221条是言阳明无形热燥亢盛，误下之后，有热扰胸膈，而成栀子豉汤证的可能，亦有热炽伤津，而成白虎加人参汤证的可能）。若渴欲饮水，口干舌燥者，（是由阳明无形邪热炽盛，而误下之，丢失水分过多，不但热燥不解，反而伤津更重所致。证乃热燥伤津），白虎加人参汤主之。

四、猪苓汤证

178-223

导读： 承221条，言阳明津伤，水热互结的证治。

经文： （阳明病，热证误下后，热不能除，津液受伤。热与水结，蓄于下焦，而成水热互结证）。若脉浮发热，（是阳明余热犹存，表现在外所为）；渴欲饮水，（一因津伤，二因水热互结，气不化津所为）；小便不利者，（是水蓄下焦而不行所为。证乃水热互结），猪苓汤主之。

方药：猪苓汤

功用：清热利水，育阴润燥。

组成：猪苓（去皮）、茯苓、泽泻、阿胶、滑石（碎）各一两。

用法：上药，以水四升，先煮四味取二升，去渣，内入阿胶烊消，温服七合，日三服。

方义：针对水停证。猪苓、茯苓、泽泻、甘淡渗水，利水泄热；滑石性寒，能利六腑之湿结。本证为水热互结，滑石既能清热又能利水；阿胶咸寒润下，育阴清热，尤对阴伤水停而有热象者适用。五味相配，共奏辛清热利水，育阴润燥之功。

179-224

导读：猪苓汤的禁例。

经文：阳明病，汗出而渴者，（系阳明病胃热弥漫，迫津外泄，津气耗伤所致。治当用白虎加人参汤），不可与猪苓汤。以汗多（丢失水分过多而伤津，导致）胃中燥，（由于津液匮乏，化源不足，也可促使小便不利，切不可误用猪苓汤利小便，重伤津液，所谓）猪苓汤复利其小便故也。

第四节　阳明实证

一、承气汤证

1. 调胃承气汤证

180-248

导读：太阳病汗后，转属阳明胃实的证治。

经文：太阳病三日，发汗不解，（病邪内传阳明，热燥炽盛），蒸蒸发热者，属胃也，（乃胃肠实证），调胃承气汤主之。

方药：调胃承气汤

功用：泻热和胃，润燥软坚。

组成：甘草（炙）二两，芒硝半升，大黄（清酒洗）四两。

用法：上药切，以水三升，煮取二物至一升，去渣，内入芒硝，微火煮一二沸，温顿服之。

方义：阳明病，腑气不通，但又无结屎。运用白虎汤、大承气汤皆不适合。调气承气汤用大黄苦寒，泻热通腑，推陈致新，然无枳、朴相助，则泻热有功，而无克伐之虞。配芒硝咸寒软坚，泻热润燥，是以芒硝为伍，旨在泻热通腑，而攻坚破结之力较弱；又与甘草相伍，补中益气，使咸寒之剂无伤中耗液之弊。

服法：分温再服，尤有妙意。盖因阳明热燥所致谵语，而下证不全，故少量与服，只求泻热而已，以免耗伤中液。

181-105

导读：太阳转属阳明腑实证，误用丸药攻下的证治。

经文：伤寒十三日，过经（由一经传入另一经，即由太阳经传入阳明经）谵语者，以有热也，当以汤下之，（阳明热燥内结，扰乱心神，此乃谵语之机理，当用承气汤，药用苦寒攻下，荡涤燥实，泻热和胃）。若小便利者，大便当硬，（二便排法，是两途径，小便良多，则大便易结，反之亦然。是由热燥逼迫津液，偏渗膀胱所为）。而反下利，脉调和者，（今患者反见下利，脉沉实而大，与实热证相符，并无虚象，由此可）知医以丸药下之，（因丸药攻下，有寒热之分。温性丸药，不但不能攻下燥结，而且损伤津液；寒性丸药，性缓留中，只见下利，而不能去燥结，故）非其治也。若自下利者，脉当微（而四肢）厥（逆），今反和者，（脉证不变），此为内实也，（虽因丸药误下，但胃气已受损，不宜峻下之剂），调胃承气汤主之。

182-249

导读：阳明燥实腹满的证治。

经文：伤寒吐后，（是言外感病，而妄使吐法。胃以上之邪，可因吐而出。肠腑之邪，则难用吐法。邪积已久，则化为热燥，进尔燥结成实，腑气不通，成为可下之证。腹胀满，三承气汤证俱有，为何用调气汤？原文不提潮热谵语，知其不如大承气汤证重。若腹满不疼痛拒按，未必主阳明腑实证。若脉沉实，苔黄燥为兼症。而腹胀满为主症，兼症定性主症，说明热象已明）。腹胀满者，（由于吐法，伤及中气，消磨运化失职，气机壅滞不畅所为。综上，证明阳明胃实），与调胃承气汤。

2. 小承气汤证

183-207
导读：阳明内实热郁所致心烦的证治。

经文：阳明病，不吐不下，心烦者，（未经吐下，热实留中，燥结为患，热扰神志故心烦。又胃脉通于心，胃中热燥实邪，循经上扰，扰乱心神而心烦，又称实烦。应与栀子豉汤证之"虚烦"相鉴别，此非由虚作烦。证乃胃肠热燥实邪，因调胃承气汤攻下，较大承气汤之力为小，较小承气汤为大，如能早调胃，故）可与调胃承气汤。

184-213
导读：阳明病多汗伤津所致便硬谵语的证治。

经文：阳明病，（其腑为燥实证，有因津伤致燥结者，亦有因热盛致燥者，因来源不同，治法亦不尽相同，需要细心辨之。前者，）其人多汗，以津液外出，（导致）胃中燥，（肠失津润），大便必硬，硬则谵语，（乃因津伤而燥结，浊气上逆，扰乱心神为之。因其热较轻），小承气汤主之。（后者，多为热燥亢极，津液受损，故痞、满、燥、实俱重，宜大承气汤）。若一服谵语止者，（因谵语乃胃家实之征象，服小承气汤后，若谵语得止，必是燥结已除，腑气已通。投药不可过剂，过之则损伤脾胃，变证横生，或入三阴，故曰）**更莫复服。**

方药：小承气汤

功用：泻热通便，消滞除满。

组成：大黄（酒洗）四两，厚朴（炙，去皮）二两，枳实（大者，炙）三枚。

用法：上药，以水四升，煮取一升二合，去渣，分温二服。视情再服。初服汤当更衣，不尔者尽饮之，若更衣者勿服之。

方义：小承气汤主燥屎阻塞，痞满为主，热燥次之。因其热燥次之，故不用芒硝泻热润燥，独取大黄，苦寒泻下，推陈致新。大黄与芒硝相伍，则峻下，单用大黄则泻之力缓，是为小制其剂。缺少行气之品，则难除痞满，故用厚朴，苦温行气除满；枳实苦微寒，理气消痞。枳、朴用量少，是取微和胃气，勿令大下。

服后谵语止，大便下，勿令再服。否则饮尽之，至更衣为度。

185-214

导读：阳明腑实轻证的治法及禁例。（原文顺序略有调整）。

经文：阳明病，发潮热（发热有定时，如潮水定时而至，是阳明热燥之特征性热型）；**谵语**（因热燥实，扰乱心神所致）；**脉滑而疾者，**（是脉象圆滑流利，如盘走珠，称之滑。脉跳一息七八至曰疾。今潮热谵语与脉滑而疾同见，是热虽盛，而能内外充斥，尚未全归入胃腑，可知腑实未至坚结之度，故）**小承气汤主之，**（泻热通腑，行气消滞，腑气一通，热燥一消，潮热谵语随之而愈）。**因与（小）承气汤一升，**（作为试探法使用之），**腹中转矢气者，**（肛门排气，因小承气汤泻热行气，推动胃肠浊气下行为之。此时腑实虽未通畅，然则有燥屎将行可能，故可继服原方，以通为度）。**更服一升，若不转气**

者，（是肠腑中无燥屎阻结，浊热之气不甚，大便多为初头硬后溏，故）勿更与之。明日又不大便，（说明胃肠有实邪阻滞，而不大便）。脉反微涩者，（与滑脉相对而言，故曰"反"。脉微主气虚，涩主血少，是实中有虚），里虚也。（实则当下，虚则不可下，攻补两难，故曰）为难治，不可更与承气汤也。

186-250

导读：太阳病误治伤津致热结成实的证治。

经文：太阳病，若吐若下若发汗后，（邪热内陷阳明，津液虽伤，而热燥不甚，扰乱心神不重，故）微烦；（津液下趋，气化而致）小便数；（以津伤胃肠干燥，宿垢无以滋润，故）大便因硬者。（证乃热燥成实），与小承气汤和之（则）愈。

3. 大承气汤证

187-220

导读：二阳并病转阳明腑实的证治。

经文：二阳并病，（太阳病仍在，而阳明病继起，称二阳并病），太阳证罢，但发潮热（为阳明腑实之多发热型）；手足漐漐汗出，（盖因阳明主四肢，在热结而津液少者，因热势蒸腾所致）；大便难而谵语者，（由于肠腑热结津亏，失于滋润，复胃热上扰心神为之。证乃阳明腑实），下之则愈，宜大承气汤。

方药：大承气汤

功用：攻下实热，荡涤燥结。

组成：大黄（酒洗）四两，厚朴（炙，去皮）半斤，枳实（炙）五枚，芒硝三合。

用法：上四味，以水一斗，先煮二物，取五升，去渣，内入大黄，更煮取二升，去渣，内入芒硝，更上微火一二沸，分温再服，得下，余勿服。

方义：本方适于阳明热盛，痞满燥实齐备之证。大黄苦寒，泻热去实，荡涤胃肠。然燥结已坚，非配芒硝咸寒软坚润燥不下；然气机壅滞，痞满较甚，非用枳朴相伍则气机不畅、痞满不消。诸药相伍，合力消除痞满燥实之证。

188-256

导读：阳明少阳合病宜下的证脉和治法。

经文：阳明少阳合病，（邪热盛实，热迫津液下趋，故）必下利，其（阳明）脉不负者，为顺也。（因阳明热盛，脉应滑数；少阳受邪，脉实弦直。阳明少阳合病，下利，见阳明滑数之脉，是胃气盛，木不乘土，即为不负，其病易治，故为顺）。负者，失也，（若少阳脉弦直，是木旺乘土，胃气已无，其病难治，故负者，失也）。互相克贼，名为负也。（因土虚被旺木所乘，是为贼邪，故曰"互相克贼，名为负也"）。脉滑而数者，有宿食也，（脉滑主宿食，脉数主热，为阳明有宿食之征。证乃热燥结实，当用通因通用之法，故）当下之，宜大承气汤。

189-239

导读：阳明腑实燥屎内结证。

经文：病人不大便五六日，（是否阳明腑实，燥屎已成，须参证候，不可以日数为准。因脐周为肠也，燥屎阻塞肠道，腑气不通，故）绕脐痛；（因燥屎内结，热燥上扰，则心神）烦躁；（因燥屎阻塞，不得下泄，而浊气攻冲，当日晡时，腹痛烦躁加剧，故）发作有时者。此有燥屎，故使不大便也。

190-215

导读：阳明腑实大便硬结轻证的治疗。

经文：阳明病，谵语，（是由热燥内盛，腑气不畅，浊气上逆，扰乱心神所致）；有潮热，（是由阳明热燥实邪内结的外在之象。谵语潮热出现，常常说明燥屎已成）；反不能食者，（则确知有燥屎。盖因胃热无阻滞，或腑实内结不甚，一般尚能进食。今不能食，而加反字，是由胃热亢盛，与有形糟粕结为燥屎，致肠道壅滞不通，受纳无权，不能进食所致）。胃（肠）中必有燥屎五六枚也，（证乃热盛燥屎），宜大承气汤下之。若能食者，但硬耳，（说明腑实燥结不甚，不宜大承气汤）。

191-217

导读：表虚里实，是否当下的证治。（原文顺序略有调整）。

经文：（此条为太阳表虚与阳明腑实证并存），汗出，（是太阳表虚未解，故曰）此为风也。（当有恶风寒、脉浮、头痛，方可说风寒所致。"太阳表虚证"，单凭汗出，难说风邪在表）。谵语者，（是阳明腑实证，主证之一。由于燥屎阻塞于肠道，而见谵语，腹满硬痛，不大便等。亦不能以谵语断定燥屎存在，两者并存方可断定），以有燥屎在胃（肠）中，须下者。过经（太阳表证已罢，阳明腑实已成，）乃可下之。（若表证未罢），下之若早，（导致表邪内陷，热燥更甚，扰乱心神），语言必乱，以表虚里实故也。（证乃热燥屎结）下之愈，宜大承气汤。

192-238

导读：阳明病下后，攻否之证治。

经文：阳明病，下之，（自有阳明可攻之证，下之有愈者，有下而未愈者，仍需再下之，及攻之不当发生变证。本条阳明病下后有两种变证，一为余邪未尽，热扰心神），心中懊憹而烦；（热燥与糟粕相搏，结为燥屎，所谓）胃（肠）中有燥屎者，可攻。腹微满，初头硬，后必溏，（二为热燥不烈，糟粕搏结不甚导致），不可攻之。若有燥屎者，（证乃热燥便结，急下存阴），宜大承气汤。

193-241

导读：下后燥屎复结的证治。

经文：大下后，（余热未清，复与宿食相结成燥屎，故）

六七日不大便；（余热扰神，故）烦不解；（燥屎阻碍，腑气不通，则）腹满痛者，此有燥屎也。所以然者，本有宿食故也，（证乃燥屎复结），宜大承气汤。

194-212

导读：阳明腑实重证的诊治。

经文：伤寒，若吐若下后，（表证）不解，（转属阳明胃家实），不大便五六日，上至十余日，日晡（傍晚时分，适逢阳明其旺于申酉之时而增热，如潮水定时而发）所发潮热，不恶寒，（反恶热，出汗等阳明外证，热燥扰乱心神）独语如见鬼状。若剧者，（由于失治，病情加重，心胃火燔，热燥扰神，津伤尽竭，筋脉失养，故）发则不识人，循衣摸床，惕而不安；（由于胃热上发于肺，肺失宣降，故）微喘；（因津伤严重，脉筋失养，风证骤作，故）直视；脉弦者生，（病情虽重，但津伤未竭，故脉弦者生）；涩者死，（涩主胃气衰败，故涩者死）；微者，（病情不加剧），但发热谵语者。（证乃腑实燥屎），大承气汤主之。若一服利，则止后服。（示医中病即止，以免过剂，致生变证）。

195-242

导读：阳明腑实内结，大便乍难乍易的证治。

经文：病人小便不利，大便乍难乍易，（是阳明热燥与糟粕结为燥屎，故大便乍难；然小便不利，是津液受热燥逼迫，部分津液返流于肠，则所结之燥屎，部分得以润泽，故大便乍易）；时有微热，（是热邪深伏于里，难得透发于外所致）；喘冒，（因阳明热燥上迫于肺，宣降失调故喘；"冒"是指气喘而头目昏眩，因热邪上逆，扰乱清窍故"冒"）；不能卧者，（因喘冒不宁所为。证乃）有燥屎也。宜大承气汤。

196-252

导读：伤寒目中不了了，睛不和，治当急下存阴。（原文顺序略有调整）。

经文：伤寒六七日，（一无恶寒、头痛等表证，二无腹满谵语等里证，故曰）无表里证，（只见）身微热者，大便难，（病情似不急迫，实为邪热深伏于里，而不发泄于外，燥屎阻结于中所致。而）目中不了了（视物不清），睛不和（双目转动不灵活，是邪热深伏，热结于腑的最重证候反映于外的征象，不可掉以轻心。《灵枢》曰：五脏六腑之精气，皆上注入目，而为之精，精之窠为眼，骨之精为瞳子……上属于脑。证乃邪热亢盛，阴液涸竭），此为实也，急下之（存阴），宜大承气汤。

197-253

导读：阳明病发热汗多，治法当急下存阴。

经文：阳明病，（急下之证，指征当腑中热燥结实，不大便，腹满疼痛拒按等，在此基础上），发热汗多者，（发热伤津，多汗亦伤津，导致热燥结实，方可急下之。否则不论腑中结实否，一见发热汗多，便急下之，必致经证腑证不分，误事多矣。故）急下之（存阴），宜大承气汤。

198-254

导读：发汗不解而阳明腑实，治宜急下存阴。

经文：（太阳病）发汗不解，（太阳病发汗后，当汗出热退，身和脉静，诸症随愈。本条发汗不解，非太阳表证不罢，是热邪入里，化燥成实，腑气壅塞不畅，气机不通，而致）腹满痛者，（不大便。证乃阳明腑实已成）急下之（存阴），宜大承气汤。

199-255

导读：腹满当下的证治。

经文：（阳明病，论述大承气汤证，腹胀满的特点，可分虚实两型。实证的腹胀满，乃实邪阻滞，气机壅滞所致，常伴腹疼痛，拒按，不大便，舌苔黄燥等证候。腹胀满特点，即）

腹满不减，减不足言，（意为腹满严重，腹满不会减轻，即使偶有减轻，程度亦不会轻微，故不足以言减，常伴腹疼，拒按，大便不通，苔黄，唇干燥等。证乃实证腹满），当下之（存阴），宜大承气汤。

二、润导法

200-247

导读：脾约证脉及治法。

经文：（太阳阳明病的辨证，首言脉象以论病机），趺阳脉浮而涩，（趺阳脉属足阳明经，可候阳明胃气之盛衰。浮为阳脉，主胃气强，即胃阳亢盛；涩为阴脉，主脾阴不足。其机理为：脾不能为胃行其津液，导致津液偏渗于膀胱，而不得濡润肠道。故曰）浮则胃气强，涩则小便数，大便则硬，浮涩相搏，（即胃热盛与脾阴虚，互相为病的机理，所谓）其脾为约，（这就叫脾约。脾约有两层意思：一为约束，指胃热约束脾转输之用，津液不能还于肠中；二为穷约，指津液亏乏，脾无津液转输）。（证乃脾约），麻子仁丸主之。

方药：麻子仁丸

功用：润肠滋燥，缓通大便。

组成：麻子仁二升，芍药半斤，枳实（炙）半斤，大黄（去皮）一斤，厚朴（炙，去皮）一尺，杏仁（去皮尖，熬，别作脂）一升。

用法：上六味，蜜和丸，如梧桐子大，饮服十丸，日三服，渐加，以知为度。

方义：本方适用于胃肠热燥，津液不足，因肠道失润之证。麻子仁质润多脂，润肠通便为主药；大黄泻热通便，杏仁、芍药降气润肠，养阴和里，共为次药；佐以枳实、厚朴行气破结；蜂蜜润燥滑肠。诸药配伍，泻而不峻，润而不腻，共奏润肠通便之功。

适于老年人大便秘结证，此方加减灵活运用，如重用大量当归、黄芪，补气养血，以加强推动之力，常收奇效。

201-233

导读：津伤便秘，宜用导法。

经文：阳明病，（本）自汗出，若（再）发汗，（必使津液损伤，况）小便自利者（津液偏于膀胱，而致胃肠干燥，无以濡润），此为津液内竭，（大便）虽硬不可攻之，（大便硬，主要是津伤，虽云阳明病而燥不甚，不可强攻，以免变证发生）。当须自欲大便，宜蜜煎导而通之，（既言症状，又言治法。其证便意频繁，欲解不能，因干结之大便，近在肛门，时欲下趋，终为不能排出，患者极为痛苦，状如无水舟停，治宜润导法，以润滑之品，塞入肛门，就近滋润，因势利导，效果较好。若用下法，因硬便位于大肠末端，恐药力难以达到）。若土瓜根及大猪胆汁，皆可为导。（土瓜根宣气通燥，或猪胆汁，清热润燥，皆为引导法）。

方药：蜜煎导

功用：润肠滋燥，缓通大便。

组成：食蜜七合。

用法：上一味，于铜器内，微火煎，当须硬如饴状，（"硬"字应为"凝"字），搅之勿令焦着，欲可丸，并手捻作挺，令头锐，大如指，长二寸许。当热时急作，冷则硬。以内谷道中，以手急抱，欲大便时乃去之。（疑非仲景意，已试甚良。）

方义：白蜜甘平，滋阴润燥，局部投药，滑润见长，适于老年肠燥便秘等证。

方药：猪胆汁

功用：润肠滋燥，缓通大便。

组成：大猪胆一枚。

用法：泻汁，和少许法醋，以灌谷道中，如一食顷，当大便出宿食恶物，甚效。

方义：猪胆汁苦寒清热，加醋力强。适于津伤有热而便秘者。

三、下法辨证

202-208

导读：阳明病可攻与不可攻及大小承气汤的区别。分段阐述。

经文：

一段：阳明病，脉迟，（是脉搏涩滞有力。机理为实热壅滞，腑气不通，脉道郁滞，气血运行迟缓所致。其证）虽汗出，不恶寒者，（已表明发热而恶热之意，是阳明外证之象，可知里热外蒸，腑气壅滞为主）；其身必重，（是热邪闭经，经气受阻，筋肌失养为之）；短气，腹满而喘，（是腑热壅滞，上逆犯肺失于宣降为之。综合以上诸证，还不能断定用大承气汤攻下。可攻特征：）有潮热者，（身热变为潮热，提示热聚胃腑，化燥成实，方可考虑攻下，所谓）此外欲解，可攻里也；手足濈然汗出者，此大便已硬也，（周身汗出变为手足濈然汗出，说明肠中已燥，大便已硬。大承气汤急下特征已全），大承气汤主之。

二段：若汗多，微发热恶寒者，外未解也，其热不潮，（更说明里热燥屎未结），未可与承气汤。

三段：若腹大满不通者，（是指腹部胀满，大便不通，似是大承气汤证，但表未解，热不潮，证明腑实未成，大承气汤证特征不全），可与小承气汤，微和胃气，勿令至大泄下，（即勿用大承气汤峻下存阴）。

203-209

导读：大小承气汤的使用法，及误攻后的变证。（分段阐述）。

经文：

一段：阳明病，潮热，大便微（衍文）硬者，（是阳明腑实燥结的两个主要证候，为热燥内盛，与宿食结为燥屎，伴腹痛拒按，手足濈然汗出等），可与大承气汤，（以泻热祛实。潮热虽是阳明腑实的主要特征，但须与大便硬合参判断。若大便）不硬者，（即使有潮热），不可与之（大承气汤）。

二段：若不大便六七日，（而潮热，腹满痛等症，尚未显著，则阳明腑实成否，一时难定），恐有燥屎，欲知之法，少与小承气汤（试探之），汤入腹中，转矢气者，此有燥屎也，乃可攻之。（但因小承气汤，药力有限，不能攻下燥屎，仅能促使矢气下泄，因此可用大承气汤攻下）。

三段：若（服小承气汤）不转矢气者，（是肠中燥屎尚未形成，虽有药力推动，然无矢气下趋故也。其不大便者，是少量硬粪在前，挡住后面之溏便，所谓）此但初头硬，后必溏，不可攻之。攻之（必伤中焦阳气，气机壅塞，不能纳谷），必胀满不能食也。（甚者），欲饮水者，与水则哕，（甚或胃气败坏而导致饮水则哕等变证）。

四段：其后发热者，（是下后津伤，邪热复聚所致），必大便复硬而少也。（阳明腑实燥结，有一下而愈；也有一下未尽，邪热复聚，津液受伤。再次化燥成实，可以再下。然其大便虽硬，但毕竟是在下后发生，故其硬粪量必然较少。因此）以小承气汤和之。（服小承气汤后），不转矢气者，（表示无阳明腑实证，故）慎不可攻也。

204-251

导读：大小承气汤的使用法。（分段叙述，原文顺序略有调整）。

一段：得病二三日，（病程虽短，然而）无太阳、柴胡证，（但见）烦躁，心下硬，（此是阳明里热。但不知热燥结实否？病延）至四五日，虽能食，（说明胃气尚强，但）脉弱（主虚，腑中结实未甚，不宜大下）。以小承气汤，少少与，微和之，令少安。至六日，（仍烦躁，心下硬，而不大便），与承气汤一升，（具有轻下微和之意）。

二段：若不大便六七日，（仍烦躁，心下硬，似乎病程已长，肠中燥屎已甚，属可攻之证。然而）小便少者，（是津液部分渗入膀胱，部分尚能还入肠中，滋润胃燥，故其人小便少，不大便）。虽不受食，但初头硬，后必溏，（是胃热不甚，津伤不重所致，总之大便）未定成硬，（不可攻下）。攻之，（损伤中阳，酿成太阴病）必溏。

三段：须（等待）小便利，屎定硬，（津液渗于膀胱，无以滋润胃肠干燥，胃肠糟粕，因而结为燥屎所致），乃可攻之，宜大承气汤。

205-203

导读： 以小便多少，推断大便硬的程度。

经文： 阳明病，本自汗出，（医者不明清热之旨），医更重发汗，病已差，（外证虽去），尚微烦不了了者，（因热燥不甚，胃气不和，扰乱神志为之。微烦，经过调摄，阴阳自趋平衡，便愈。"不了了"即奄缠不愈之意）。此必大便硬故也，（因津液耗伤内竭所为。何以为然）？以亡津液，胃中干燥，故令大便硬。当问其小便日几行，若本小便日三四行，今日再行，故知大便不久出，（其理为）今为小便数少，以津液当还入胃中，（糟粕得到濡润，大便下行），故知不久必大便也。

四、下法禁例

206-204

导读： 阳明病，病机向上，呕吐者，不可攻下。

经文： 伤寒（广义伤寒，即外感热病。有涉于阳明者，如热燥内结于胃肠，腑气不通者，临床必不大便，腹满胀痛拒按，潮热谵语者，自属可下之证。若邪热虽重），呕多，虽有阳明证，（然热燥之气尚未结于肠腑，而反逆向上，冲逆胃脘、胸膈，而呕吐愈多，则热邪上逆愈重，治法不可违背病机趋势），不可攻之。

207-205

导读：阳明病，心下硬满者，误下变证及预后。

经文：阳明病，（可攻之证，必硬满在腹，疼痛拒按，或绕脐痛而硬，病机为热燥成实，燥屎阻塞肠道，腑气不通。今虽为阳明病但硬满不在腹部，而在心下，即胃脘部，且硬满不痛，病机阳明非为热燥结实为燥屎，实为无形热气壅塞，故）心下硬满者，不可攻之，（若病位不明，不经辨证，一见硬满，便要妄自）攻之。（若）利遂不止者死，（若患者正气不足攻之必伤脾胃，进而阳脱阴竭而死）。利止者愈，（如患者正气尚充沛，虽为误下，等待脾胃之气渐复则愈）。

208-206

导读：阳明病，面合色赤者禁下，及误下之变证。

经文：阳明病，面合色赤（由于足阳明之脉循于面部，故阳明热盛，郁于经脉，不能宣透，而熏蒸于上面部所致。惟其热郁于经，腑实未成，法宜清热，而）不可攻之。必发热，色黄者，（若不清热误攻，则徒伤脾胃，胃虚则热邪相乘，脾虚失运则水湿壅遏化热，以致湿热熏蒸，郁而发黄。此属阳黄，色黄鲜明而发热），小便不利也，（是湿邪内伏为主，湿无出路）。

209-189

导读：阳明病表邪未解，里未成实，禁下。（原文顺序略有调整）。

经文：阳明中风（本文名为阳明中风，实为三阳合病），口苦咽干，（为少阳之证候，因少阳主胆火，病则枢机不利，胆火上炎所为）；发热恶寒，脉浮而紧，（为太阳之邪在表未解）；腹满而喘，（一般为阳明腑实之证。然而腹满而喘，须与潮热，不大便，腹硬痛拒按等并见，方可确诊为腑中结实，可以攻下。本文又无潮热，更有恶寒之表证未罢，故知腑未与糟粕相结成实，故不可攻下）。若下之，（必然引邪内陷，阳明热燥益甚。耗损水分增多，即损伤津液加快，故小便难，且促使腹满加重），则腹满，小便难也。

210-194

导读：胃中虚冷证，禁下，及误下的变证。

经文：阳明病，不能食，（有燥屎阻塞，腑气不通者；也有胃中虚冷者。本文之不能食，是胃中虚冷，何以知之？盖由）攻其热必哕（以逻辑推理所知：设不能食，因热燥结实，攻其热必胃气和而纳食。今攻其热反哕逆，可知胃气本为虚冷，攻之更伤其气故也）。所以然者，胃中虚冷故也。以其人本虚，攻其热必哕。

第五节　阳明病变证

一、发黄证

1. 茵陈蒿汤证

211-236

导读：阳明湿热发黄的证治。

经文：阳明病，发热汗出者，（是因发热汗出，热邪得以外泄。水湿亦随汗出外泄。故曰）此为热越。（热邪与水湿不能相结内蕴，故）不能发黄也。但头汗出，剂颈而还，（是热邪不得外越，热蒸津液，只能上蒸所致）；身无汗，（是湿邪热伏，气机郁阻，津液不得气化为之）；小便不利，（是湿热内郁，气化失常，湿不得下泄为之）；渴饮水浆者，（是郁热在里，伤津所致）。此为瘀热在里（与水湿相结，湿热郁蒸，促使胆汁外溢，故）身必发黄。（证乃湿热黄疸），茵陈蒿汤主之。

方药：茵陈蒿汤

功用：清热利湿退黄。

组成：茵陈蒿六两，栀子（擘）十四枚，大黄（去皮）二两。

用法：上三味，以水一斗二升，先煮茵陈减六升，内入二味，煮取三升，去渣，分三服。视情再服。

方义：本方为清热利湿退黄名方，专治阳黄证，疗效显著。茵陈苦寒，主入脾胃肝胆，擅长清热利湿，疏肝利胆，为治阳黄主药；栀子苦寒入心经，寒能胜热除烦，清利三焦湿热，通利水道，兼能退黄；大黄苦寒，泻热行瘀，推陈致新，通腑利胆以退黄。三味均为苦寒药，苦能胜湿，寒能胜热，合则通利三焦，使湿热从二便排出，肝胆疏泄正常，瘀热外出有路，故发黄可愈。

212-260

导读：湿热发黄的证治。

经文：伤寒七八日，（表证不解，汗出不彻，水湿与热邪侵犯阳明，酝酿为湿热发黄，色黄鲜明而润泽，故曰）身黄如橘子色，小便不利。（无汗，则邪无出路，因此，湿热内留而胶结阻碍气机，而致）腹微满者，（证乃湿热发黄），茵陈蒿汤主之。

213-199

导读：阳明病，湿热发黄的预断。（原文顺序略有调整）。

经文：阳明病，（因热燥亢盛，逼津液外泄，故一般多汗；复因津液偏渗于膀胱，气化得利，致小便多。若汗出多，则热能外越；小便利，则湿可下排。由此可见，湿热之邪，均有出路，湿热不得相结，当然不可发黄。因阳明与太阴相为表里，阳明主燥化，太阴主湿化，如此阳明之热燥与太阴之湿相合。

太阴湿盛，脾土失于转输，以致）小便不利；（湿邪内停，湿热相合，胶结不解，气机阻滞，故其身）无汗；（惟其小便不利，则湿无下行之路，无汗则湿热亦无外泄之机。因之湿热愈重，湿与热合，郁蒸不解，扰乱心神导致）心中懊侬者；（进而湿热熏蒸肝胆，而致胆汁外溢），身必发黄。

2. 栀子檗皮汤证

214-261

导读：伤寒身黄，热重于湿的证治。

经文：伤寒，身黄，（本证属阳黄，临床具有身黄，目黄，尿黄及黄色鲜明如橘子色之特征。若无汗，小便不利，则湿热皆无出路，致湿热愈重者，蕴结则身黄。病机为湿热蕴于中焦，熏蒸肝胆，胆热液泄为之）；发热，（突出发热，以发热为重，表示热重于湿，热与湿相结，郁遏于里，不得宣泄为之。证乃热重于湿之阳黄，治则清热为主，兼能燥湿），栀子檗皮汤主之。

方药：栀子檗皮汤

功用：清热利胆，兼除湿退黄。

组成：肥栀子（擘）十五个，甘草（炙）一两，黄柏二两。

用法：上药，以水四升，煮取一升半，去渣，分温再服。

方义：方为苦甘合剂，功有清热退黄之效。栀子为主药，味苦胜寒，擅治心烦懊侬郁热结气，清三焦之热，通利水道，导湿热从小便下行，为治湿热黄疸要药；黄柏苦寒，擅清下焦湿热，与栀子配伍，增强去湿热之力；甘草甘温和中，既可辛甘相伍，发挥苦泄之力，又能缓和诸药之苦寒，勿使寒凉伤脾胃。三药共伍，为清热利湿轻剂，临床可加减应用。

3. 麻黄连轺赤小豆汤证

215-262

导读：阳黄兼表的证治。

经文：伤寒，（本文叙述证候简略，以方测证，当属湿热郁遏偏表的发黄证。临床见有：身黄兼见发热，恶寒、无汗，身痒等，说明兼表证。此证与腹满湿热郁里发黄的茵陈蒿汤证不同。因邪郁偏表，故治宜因势利导"开鬼门"，以发汗散热祛湿退黄为主，方用麻黄连轺赤小豆汤。本证阳黄兼表虽用麻黄辛开肌表，杏仁宣肺，使湿热从上散出，以消身黄，但236条茵陈蒿汤证瘀热在里，湿热闭郁，腑实壅滞，并无表证，故见腹满，大便秘结，不见表证。仲景为防人误解，故曰）瘀热在里，（因外邪不解，表气郁闭，又合湿热内蕴，故）身必黄。（证乃阳黄兼表），麻黄连轺赤小豆汤主之。

方药：麻黄连轺赤小豆汤

功用：发汗利湿，清热退黄。

组成：麻黄（去节）二两，连轺（连翘根）二两，杏仁（去皮尖）四十个，赤小豆一升，大枣（擘）十二枚，生梓白皮（生切）一升，生姜（切）二两，甘草（炙）二两。

用法：上八味，以潦水一斗，先煮麻黄，再沸，去上沫，内入诸药，煮取三升，去渣，分温再服，半日服尽。

方义：治疗发黄兼风寒表证。因表气郁闭，以麻黄、杏仁、生姜、辛温发汗祛邪，一可宣散表邪，祛除水气，二可通利水逆，下输膀胱，以利水湿；连轺、梓皮苦寒，清热利湿；赤小豆通利小便。三药共奏清热利湿退黄之功。甘草、大枣甘温和胃健脾，一为行津以增汗源，二为健脾胃助运化。诸药共奏退黄之功。

4. 寒湿发黄证

216-259

导读：寒湿发黄之证治及禁例。

经文：伤寒（广义），发汗已，（发汗不如法，损伤中阳，或中阳素虚，汗后外邪陷入太阴。寒湿内蕴，胆汁外溢），身目发黄。（寒湿发黄，仍有身黄、目黄、尿黄等特点，但黄色晦暗，多不发热，不烦不温，口中和，大便溏，小便不利。苔滑润舌质淡，脉沉迟）。所以然者，以寒湿在里不解故也。以为不可下也，（以免更伤阳气），于寒湿中求之。（则温中散寒，除湿退黄之法明矣。后世注寒湿阴黄，小便利者，术附汤；小便不利，五苓散）。

5. 谷疸证

217-195

导读：阳明中寒欲作谷疸的证候及禁例。

经文：阳明病，（因中阳不足，寒湿内阻，鼓动气血不利，故）脉迟，（因中阳不足，不得腐熟水谷，故）食难用饱；（若强食求饱，更伤中阳，难以腐熟水谷，寒湿郁结，影响心神，故）饱则微烦；（因清阳不升，脑络气血失养。故）头眩；（因中阳不足，脾气不能输布，津液难渗入膀胱，气化不利，故）必小便难；（因小便不利，湿无出路，寒湿中阻，寒湿蕴里，水谷湿郁发黄，故）此欲作谷疸。虽下之，（致中阳衰败，寒湿愈甚，故）腹满如故。所以然者，脉迟故也，（因脉迟主虚，阳气鼓动气血运行无力所致）。

218-200

导读：阳明病，误用火疗之发黄证。

经文：阳明病，（以热燥实证为特征。治当清热攻下。若辨证不明，妄用）被火，（火热相加，热邪交炽，津液益伤，无津外泄故无汗。内郁火热，不得泄越，逼迫将竭之津液上越），**额上微汗出**；（复因津液化源不足无以通调水道，下输膀胱，故见）**而小便不利者**；（因阳明热燥，无脾湿滋荣，火热更甚，熏灼肝胆蒸迫胆汁，溢于肤下，是）**必发黄**。

二、血热证

219-202

导读：阳明之热，深入血分致衄证。

经文：**阳明病**，（热燥亢盛，灼伤津液，故）**口燥**，（此是常见主症之一，然必大渴引饮，如白虎汤证，甚则如白虎加人参汤证之"大渴，舌上干燥而烦"，"大烦渴不解"，"渴欲饮水数升"等。此热在气分，热燥充斥内外，迫津液外泄，汗出量多，丢失水分过多，故津液耗伤严重，故饮水自救）。（今口燥），**但欲嗽水不欲咽者**，（因热在血分，是热入血分之证，热入血分，而未有不伤阴液、津液者，故曰阴液口渴，仍为津伤之征。但欲嗽水不欲咽者，因血属阴矣，其行滋润。血被热蒸，荣气上潮，营阴尚能敷布，故口燥得到滋润而不欲咽。复因热在血分，灼伤血络，迫血妄行而致衄，故曰）**此必衄**。

220-227

导读：阳明气分热盛，动血致衄。

经文：**脉浮发热**，（是热在阳明气分。里热外扬，鼓动气血有力所致）；**口干鼻燥**，（因足阳明胃经，起于鼻旁，环口，循于面部，热盛伤津，热邪循经上犯所致）；**能食者**，（因阳明热燥虽盛，但尚未入腑，腑中又无实邪阻滞，故能食）；**则衄**（因足阳明为多气多血之腑，热盛迫血，上逆鼻窍为之。综上，证乃阳明气分热盛动血致衄）。

221-216

导读：阳明热入血室的证治。

经文：**阳明病**（热邪炽盛，深入血分，迫血妄行，而）**下**

血；（血热乘心，扰乱心神，致）谵语者；（下血，谵语并见），此为热入血室，（为妇女子宫。内热迫津上越，故）但头汗出者。（证乃阳明热入血室）。刺期门，（此为肝经穴位。因肝主藏血，与血关系密切，故刺期门以清热凉血。因热入血室，证常伴有胸胁或少腹急结硬痛，此处又为肝经循行之部位，故刺期门以利肝气，泄肝热，使气机通畅，血脉调和，则汗出邪达而病愈。故曰）随其实而泻之，濈然汗出则愈。

222-237

导读：阳明蓄血证。

经文：阳明证，（病机是阳明热邪，与旧有瘀血相结而成蓄血证，即瘀血证。主证为健忘，大便黑硬，排出反易）。其人喜忘者，必有蓄血。（因心主血脉而藏神，蓄血既与热邪相结于胃肠，血滞于下，导致上虚下实证。上虚即心气失常，热扰心神，故为喜忘，即健忘。下实为蓄血，即大便黑硬，反易排出）。所以然者，本有久瘀血，故令喜忘。（因瘀血时久，必然腐败，其色变黑复与燥屎相混，硬便得润，故）屎虽硬，大便反易，其色必黑者。（证乃阳明蓄血）宜抵当汤下之。

223-257

导读：阳明腑实与瘀血的证治。（原文顺序略有调整）。

经文：病人无表里证，（是指无恶寒、发热、头痛等表证，又无腹满、谵语、潮热等里证。患者尽管无表里证，但）发热七八日（不解，其发热性质何在？）虽脉浮数者，（据析此脉证浮数，但无表证，说明仍属阳明热盛于里，蒸腾于外），可下之，（以泻实热）。假令已下，脉数不解，（当是气分热已去，故脉浮消失。血分之热不减，故脉数仍在）。至六七日，不大便者，合热（是指气分、血分之热相结），则消谷喜饥，（因胃肠无实滞。胃腑之气分之热与血分之热，熏蒸腐熟水谷所致。此非阳明腑实，而是热邪不仅在气分，也在血分，是热瘀结于胃肠，故曰）有瘀血。（证乃胃肠热瘀蕴结，治应下血逐瘀兼以清热），宜抵当汤。

224-258

导读： 下后便脓血的证治。

经文：（承上条论述，下后便脓血的证治。上条下后脉数不解，不大便而消谷善饥，是气分之热已退，热入血分，证属瘀血证。本条）若脉数不解，（因下后，余热未除所致）；而下不止，（乃下后中气已虚，胃肠不固，热邪乘虚下趋，迫及大肠所为）；必协热便脓血也，（由于热迫血行，伤及血络，血热相蒸，腐败成脓所致）。

第六节　阳明辨证

一、中风中寒

225-190

导读： 以能食，不能食辨别阳明中风证与中寒证。

经文： 阳明病，（阳明者，胃也。功主受纳腐熟水谷。因其阳气充足，而能纳谷腐熟。阳明功能的好坏，可以能食与不能食，观察胃阳之强弱）。若能食，名中风，（因风为阳邪而主动，胃阳之鼓动能化谷，故能食，名中风。然而这种能食，毕竟是为阳邪所致，与常人能食不同，其临床特征有三：其一病邪不重饮食大致如常；其二，病重者，纳谷与中寒证相比，尚能进食而已；其三，胃阳亢盛，肠腑收缩弛张有力，蠕动加速，有饥饿感，饮食大增，但食多而瘦，此为消渴。综上：风阳热邪，侵犯中焦胃腑，情况如此，概以能食表述）；不能食，名中寒，（因寒为阴邪而主静，阴不化谷，复因寒邪犯胃腑，中阳必衰，阳衰不得消谷，故不能食，名中寒）。

226-191

导读： 阳明中寒的主症及固瘕形成之机理。（原文顺序略有调整）。

经文： 阳明病，若中寒者，（中寒证，常因胃阳素虚，复感寒邪，或寒从内生所致。临床表现：）不能食，（因中焦虚寒，受纳无权所致）；小便不利，（因胃中有寒，脾不能转输，津液不能下输膀胱所致）；必大便初硬后溏，（因小便不利，使水湿留于肠中，不得化燥所致）。此欲作固瘕，（因胃阳不足，中焦虚寒所致。若治之及时，中阳恢复，则无固瘕之证。固瘕者，癥瘕类，癥指腹中有块，固定不移，瘕指时聚时散。欲作者，因中寒，食谷不化，因寒主凝敛，而欲作。未作者，终因脾胃虚寒，水谷不别，大便硬溏混杂所致）；手足濈然汗出，（因中阳亏虚，无力蒸化津液达于全身作汗所致。此有阳明热燥结实不同），所以然者，以胃中冷，水谷不别（不能泌别水谷），故也。

227-197

导读： 阳明中寒，寒饮上逆证。

经文： 阳明病，（阳明病法多汗，今反无汗，说明此非太阳表证，又非津液久虚，病属阳明中寒，寒饮内聚中焦，脾胃不运，津液不能输化，故）反无汗；（水饮内停，多为小便不利，今寒饮留滞中焦，无关下焦，未影响膀胱，故）而小便利；（中焦饮邪上逆，犯胃射肺，则）二三日呕而咳；（虚阳不得温煦四肢，则）手足厥者；（头为诸阳之会，寒饮上逆，直犯清窍），必苦头痛。（然而，有时阳气振作，寒邪被抑制，则）若不咳不呕，手足不厥者，头不痛。

228-198

导读： 阳明中风，热邪上扰之证。（原文顺序略有调整）。

经文： 阳明病，不恶寒（但恶热，是辨证要点），故能食，（亦是阳明中风辨证要点）。本证不恶寒，能食，属于阳明中风当无疑。（因胃阳旺盛，受纳腐熟水谷得力，故能食）；而咳，（因热邪上逆犯肺，宣降失职为之）；但头眩，（因阳明风热，上扰清窍为之）；其人咽必痛，（因咽喉为呼吸之门户，肺受热袭，咽喉受之）。若不咳者，咽不痛，（如阳明虽有热燥，不曾犯肺，不曾犯咽为之）。

229-226

导读： 胃中虚寒，饮水得哕之证。

经文：（因胃主受纳、腐熟，全靠胃中阳气以运化），若胃中虚冷，（不得受纳腐熟水谷，则不能食，名为阳明中寒证）。不能食者，（由于胃阳虚衰，阴寒内盛，导致水谷不能受纳腐熟运化，不仅食量减少，甚至不能食。如饮水，则留滞于胃中，水寒相搏，胃失和降而上逆，所谓）饮水则哕。

230-243

导读： 辨呕逆之寒热。

经文： 食谷欲呕，（一般由热逆为之），属阳明也。（然而不尽然，且有寒热之别，尚须证脉全面分析。若胃中虚寒，阳气必虚。不能腐熟，蒸化水谷，寒饮内生，浊阴上逆，不仅食不下，且因勉强进食，必为寒饮中阻，不能受纳，胃浊上逆，则食谷欲呕。胃浊之呕，其气不腐不酸，苔白质淡，脉濡，可用）吴茱萸汤主之，（温中和胃，降逆止呕。若对证，则缓解或病愈。今）得汤反剧者，属上焦也，（必是上焦有热，胃气上逆为之。此时应用吴茱萸汤之辛温，以热助热，必拒纳谷导致呕逆加剧）。

方药： 吴茱萸汤

功用： 温中和胃，降逆止呕。

组成： 吴茱萸（洗）一升，人参三两，大枣（擘）十二枚，生姜（切）六两。

用法： 上药，以水七升，煮取二升，去渣，温服七合，日三服。

方义： 方以温中补虚，散寒降逆为擅长，治疗肝胃虚寒，浊阴上逆等证。吴茱萸味辛苦性温，温胃暖肝，散寒降逆，用药量大，故为君药；生姜六两，《伤寒论》中依次为最，功以宣散寒气，和胃止呕，故为臣药；参、枣健脾益气。诸药相伍，共奏温中补虚，散寒降逆之功。凡是脾胃虚寒，或肝胃虚寒皆可加减应用。

二、虚证实证

231-210

导读：谵语，郑声及谵语危候。（原文顺序略有调整）。

经文：（谵语、郑声均为病态语言，二者共为神志不清，语无伦次）。夫实则谵语，虚则郑声，（谵语多为邪热亢盛，扰乱心神所致。证见声高气粗，胡言乱语。阳明病以热燥实证为特点，故阳明为最多见）；郑声者，重语也，（《素问》："精气夺则虚"，心神失养无主，语言错乱。表现为声低息微，语言重复。如《素问·脉要精微论》"言而微，终日乃复言者，此夺气也）。谵语（多属实证，如伴）直视，喘满者，（则为危候，故曰）死，（因里热极盛，阴液耗甚，真精虚竭。不得荣目，热极动风而直视。阴竭阳无所附，正气上脱而喘。如此，阴竭阳脱，故病垂危，再兼）下利者，（中气衰败）亦死。

232-211

导读：亡阳谵语之顺逆。

经文：（接上文，谵语多由热燥扰乱心神为之，但本条谵语属虚者，所谓亡阳谵语也）。发汗多，（阴津已伤），若重发汗者，（大量汗出，丢失水分过多，不仅阴津更伤，阳气也随汗液外泄大伤。继则酿成亡阴亡阳之变，所谓）亡其阳。谵语，（是阳伤较重，因汗为心液，由于阳亡阴竭，心神无主，妄言妄语为之。亡阳谵语，属虚危重，亦有顺逆之别。因心主血脉，故可凭脉变化以辨之。若）脉短者死，（因脉短主阳气外亡，阴血内竭。气血津液损伤殆尽，生命指征值动摇，阴阳即将离绝，证情极为严重，故曰，难以起死回生）；脉自和者不死，（若阳虽亡而阴血尚能恢复，鼓脉尚能维持，则脉自和，病证有转机，故不死）。

233-201

导读：阳明病的脉证。

经文：阳明病，脉浮而紧者，（脉浮紧，发热恶寒，是太阳风寒表证。今阳明病脉浮紧而潮热，脉浮是热盛于外，紧是邪实于里。证属阳明腑实燥结，故）必潮热，发作有时。但浮者，（若脉浮不紧，则是阳热炽盛于里，而腑未结实向外鼓脉有力所致）；必盗汗出，（由于阴为热所迫，而发越于外为之）。

234-245

导读：汗出过多，津伤便硬之证。

经文：脉阳微，（是脉浮取有微弱和缓之象），而汗出少者，为自和也，（"汗出少"：说明邪正相争，正胜邪却，正气虚而不重，邪气衰而将退为之。"为自和"：汗出少，亦为表病少许弥留，健康未复，尚须静养调摄，邪祛正安，阴阳平衡，所谓自和也）；汗出多者为太过，（如汗出多者，则津液伤于外，邪热盛于里，是为太过）；阳脉实，（是脉浮又充实有力，亦是对阳脉微而言）。因发其汗，（如属太阳表证，治当汗解，汗）出多者，亦为太过。太过者，为阳绝于里，亡津液，大便因硬也，（因汗出过多，每易引发津液亡于外，阳热盛于里，肠中干燥，使大便硬结为之）。

235-246

导读：阴虚阳盛的证脉及机理。

经文：（承接上文，阐述大便硬之机理），脉浮而芤，（脉轻按浮大为脉浮，重按中空，形成似葱管为脉芤。机理为大出血，阴血骤然不足，阳气浮越，阴虚阳无所附为之）。浮为阳，芤为阴，（浮为阳气盛，芤为阴血虚。阳气盛则气有余而生热，阴血虚则阴不足以和阳，故）浮芤相搏，胃气生热，其阳则绝。（亦可说明阳热独盛，阴液虚竭，阴阳不相调济，而形成肠燥大便硬之证)。

236-196

导读：津液久虚者患阳明无汗证。

经文：阳明病，（属里热实证，因热盛于里，而蒸腾于外，津液被迫而泄，故阳明多汗为常症，称）**法多汗**；（而今）**反无汗**，（因久虚之体，又患阳明病，此不仅使津液不足，也使元气亏虚，汗源短缺，无以化汗透达于肌表为之）；**其身如虫行皮中状者**，（因气虚津亏，欲汗不汗，郁于肌表为之）。**此以久虚故也**，（是指久虚之体，复患阳明病，热燥伤津，汗源不足为之）。

237-192

导读：阳明病水湿郁表，正邪相争而愈的证治。（原文顺序略有调整）。

经文：（本条承阳明中风之文，阐明水湿郁于肌肉关节），**阳明病，初欲食**，（是阳明中风，胃气尚强，尚能受纳腐熟运化水谷而为之）；**大便自调**，（是里无结滞，胃气尚和而为之，此为本病的自愈先决条件，今）**小便反不利**，（则是水湿停留，不得渗入膀胱气化而为之）；**其人骨节痛**，（是由于水湿流注肌肉关节，压抑经气所为之）；**翕翕如有热状**，（由于小便不利，水湿停滞，外不能发泄，内不能通利，郁蒸于表而化为热所为之）；**奄然发狂，濈然汗出而解者**，（由于胃气尚强，里气通和，正气抗邪，邪正相争激烈，心神受扰而为之。本证发狂，神志尚清，心中烦躁为甚，为时短暂，狂躁之后，必然汗出而解。其汗出者乃正胜邪之象，亦是水湿得以宣泄，故曰）**此水不胜谷气，与汗共并，脉紧则愈**，（是由正邪交争剧烈，正气振奋，祛邪有力，鼓脉紧张所致。此为愈兆）。

238-218

导读：里实误汗，导致大便难、谵语证。

经文：伤寒四五日，脉沉而喘满，沉为在里，（指里热成实，热壅阳明，胃肠气滞则见腹满。因肺与大肠相为表里，热壅于下，肺气不降，气机上逆，故喘。里热壅盛之证，治当清热泄下，医者不识，误诊为表证），而反发其汗，（导致）津液越出，（肠中干燥，酿成阳明热燥成实之证，故）大便为难。（所谓）**表虚里实**，（特指本证燥结形成之机理。表虚者，是不当汗而汗，致津越汗出而言。里实者，是胃肠燥于内，大便干而不通之意）。久则谵语（此证虽大便初结，目前虽热燥不甚，然久之则津液愈伤，而热愈炽，热燥扰动神明而为之）。

239-225

导读：表热里寒的证治。

经文：（本条承 221 条，222 条，223 条，224 条，阐述误用攻下所致热证之治。本条与 226 条，误用攻下，形成表热里寒证），脉浮而迟，（此乃虚寒证。如阳明之浮脉，可因热盛于里而浮，亦可因证偏于表而浮。阳明见于脉迟，可因燥屎内结，腑实证之脉迟，也可因阳明中寒而迟。然而必有相应见证，方可确诊。观此，若阳明病而见浮迟之脉，如是实热证，则腑实已结，必见潮热高亢，大便不通，腹满而痛，谵语舌燥等。而本条无潮热谵语，却下利清谷，也无苔黄舌燥之征，可见腑实已结之实热证不成立。证属）**表热里寒**，（再结合病史分析，所谓表热，必是阳明经热证。所谓里寒，必是医者误用攻下所致）。下利清谷者，（因里无燥屎，攻下则徒伤中阳，以致阴寒内盛，阳气衰微，不得受纳蒸化水谷，而下利清谷。脉迟不为实，而为虚寒之证。由此可确诊，表热里寒证，治以温中散寒、回阳止利），四逆汤主之。

240-231

导读：阳明中风，兼太阳、少阳之证治。（原文顺序略有调整）。

经文：阳明中风，（本文此为阳明中风，兼太阳、少阳，实为三阳合病），脉弦浮大，（弦为少阳主脉，浮为太阳主脉，大为阳明主脉，总之为三阳合病之脉象。其气短，腹部满，鼻干，一身及目悉黄，潮热，嗜卧，时时哕为阳明病）。而短气，腹部满，鼻干（由阳明热气壅滞，气机不畅为之）；一身及目悉黄，（由阳明热灼肝胆，胆汁外溢为之）；有潮热，（由阳明热盛为之）；嗜卧，（由热蒙心神为之）；时时哕，（因热蒸胃气上逆为之。胁下及心痛，久按之气不通，小便难，耳前后肿为少阳证）；胁下及心痛，久按之气不通，（因少阳经循行胸胁，内而下胸中贯膈，属肝络胆。因热邪壅滞，气机不通为之）；小便难，（因少阳热盛，不仅枢机不利，而且三焦受抑，水道不畅，气化不利为之）；耳前后肿，（因其为少阳经脉所过之处，热壅经脉为之）；不得汗，（因病及阳明，法当多汗，今反无汗，乃太阳表邪未罢，表气郁结，无津作汗为之）。（如上三阳见证，病情复杂，治疗若先发表碍其里，先攻其里碍其表，故须权衡治则的确立。当此时刻，宣泄阳热，刻不容缓。然尔，先解表或后攻其里，或先攻里后解表，皆非所宜，故仲景先用刺法），刺之小差，（以疏泄经络郁闭之热，缓解病情，刺之浮脉消失）。外（证）不解，（是指阳明外证不解），病过十日，（因阳明为多气多血之腑，正气渐复，有祛邪外出之可能，故）脉续浮者，（刺后太阳之浮脉消失，阳明之脉大亦去。病过十日，正气恢复，再度续浮。至此，三阳合病之脉浮弦大，应是浮弦脉。浮脉说明，病机里热已退，且有向外枢转之可能。故综上所析，证乃少阳证，治当和解枢机，祛邪外泄），与小柴胡汤。

241-232

导读：里证全罢而表未解的证治。

经文：（承上文阐述），脉但浮，无余证者，（是指用刺法后，经过十日之变化，里证全部消失，仅见脉浮等太阳表证，故发汗解表），与麻黄汤。若不尿，腹满加哕者，（在三阳合病基础上，出现不尿，腹满，哕逆等症，是胃气衰败，三焦壅滞，气机不畅，邪无出路之象，是病情极甚危重，故）不治。

242-234

导读：阳明兼太阳表虚的证治。

经文：阳明病，脉迟，（脉象是迟滞有力，由于阳明实邪内结，阻碍气血运行，故）脉迟。汗出多，（汗出是太阳中风，与阳明共有症状。阳明病是濈然汗出，伴不恶寒，反恶热。本证是汗出多，并与微恶寒并见，非濈然汗出，说明阳明里热实证未甚。因有一分恶寒便有一分表证，故曰）表未解也。（根据先表后里的治则），可发汗，宜桂枝汤。

243-235

导读：阳明兼太阳表实的证治。

经文：阳明病，脉浮，无汗（因风寒袭表，卫闭营郁所为）；而喘者，（喘由麻黄汤主治，因风寒在表，皮毛郁闭，肺气不得宣发肃降所为。病理为太阳病，初传阳明，热燥不显，根据先表后里的治则），发汗则愈，宜麻黄汤。

244-240

导读：据脉象辨汗下法。

经文：病人烦热，汗出则解，（说明为太阳表证之烦热），又如疟状，日晡所发热者，属阳明也，（其证确诊，尚须证脉合参，方能确定）。脉实者，（则病属阳明，治）宜下之。脉浮虚者，（病虽涉及阳明，但太阳表证未罢，根据先表后里治则），宜发汗。下之与大承气汤，发汗宜桂枝汤。

245-244

导读：太阳中风，误下致痞及病传阳明的辨证。

经文：太阳病，寸缓、关浮、尺弱，（即太阳浮缓之脉，因寸脉缓，则三部皆缓，缓即松弛之意，与紧脉实脉相对而言，故脉浮而缓弱者，系太阳中风之脉也）；其人发热，汗出，复恶寒，（太阳中风也，其脉为弱）；不呕，（说明无少阳阳明证也。如此分析，更可断定为太阳中风证）。但心下痞者，此以医下之也，（不但表证未解，而且导致外邪内陷，气机闭阻于心下为之）。如其不下者，病人（由恶寒转为）不恶寒，（由不渴转为）而渴者，此转属阳明也。小便数者，大便必硬，（是不仅阳明有热，而且津液偏渗于膀胱所致，导致胃肠津亏，故大便必硬）；（虽）不更衣十日，无所苦也，（而腹无满痛，是脾约证使然）；渴欲饮水，（是说表病内转阳明。此非承气，又非脾约证，更非白虎、猪苓证，但见胃肠干燥，热势不著，欲得饮水，只宜），少少与之，但以法救之，渴者，宜五苓散，（因水气内停，气不化津之口渴。告诫医者，不要一见口渴，便一律解渴，如确属水停之渴，则宜五苓散，化气行水，水邪一去，气化通行，津液自生，口渴便止）。

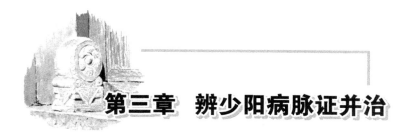

第三章　辨少阳病脉证并治

总　　论

少阳是指阳气较少之意。少阳病是在里气不和情况下邪犯少阳，胆火内郁，枢机不利所致的疾病。

少阳包括足少阳胆经、手少阳三焦经。胆腑与肝脏相连，胆位于肝之短叶间，为袋状，呈梨状形，大小可容纳 50ml 左右。胆与肝为表里关系。胆经起于目锐眦，上抵头角，下耳后，入耳中。至肩入缺盆，下胸贯膈，络肝属胆，行人身之侧。三焦有名无器，实为三腔。三焦经起于无名指末端，行上臂外侧，至肩入缺盆，布于胸中，散络心包，下贯膈属三焦。

少阳胆经之生理特点：

阳气始生，其气尚弱；

疏利气机，通调水道；

少阳为枢，带动离合。少阳位在半表半里，有枢转阳气之用。

少阳病成因：

一为本经受邪；二为传经少阳。

证候：以"口苦、咽干、目眩"为纲，反映少阳相火为病的特点。然而邪犯少阳，枢机不利，正邪相搏，干扰脾胃功用，而见寒热往来，胸胁苦满，默默不欲饮食，心烦喜呕，脉弦等。

因少阳位于半表半里之间，邪犯枢机，多为兼证。若兼表者，则发热、微恶寒，微呕，心下支结，支节烦疼等；若邪郁少阳，化燥成实，呕吐不止，心下急，郁郁微烦，或兼潮热，大便硬等；若邪郁少阳，三焦气化失职，水邪内停，则胸胁满微结，小便不利，渴而不呕，但头汗出，往来寒热，心烦等；若失治误治，邪犯少阳，表里俱病，虚实错杂，症见胸满烦惊。小便不利，一身尽重，不得转侧等。

少阳为两阳之枢机，病不在表，故不可汗；病不在里，故不可下；邪不在胸膈上部，故不可吐。少阳之枢机，只可和解，以小柴胡汤主之。若证有兼挟，可在和解之中，灵活加减。若表未解者，方用柴胡桂枝汤；若兼阳明里实者，方用柴胡加芒硝汤；若水饮内停者，可用柴胡桂枝干姜汤；若虚实互现，心神不宁者，可用柴胡加龙骨牡蛎汤。

少阳病转归；痊愈，传经，或为变证。

第一节　少阳病概念

246-263

导读： 少阳病之界定。

经文： 少阳之为病，（因邪在少阳既未在太阳之表，又未入阳明之里，故称少阳病，为半表半里证。其表里又是相对而言，即少阳相对太阳，可称里证，又相对阳明，可称表证）。口苦，（少阳主枢机，亦主相火。胆腑疏泄正常，相火则正常，游行出入，温暖人体，维持生理功能，故相火平时不得见。若相火妄动，危害机体，则可见也。在里气机不和之时，邪气侵犯少阳，则枢机运转及胆腑疏泄失常，则相火郁而上炎。因胆汁味苦，胆火上逆，其味上溢为之）；咽干，（因火热灼伤津液为之）；目眩也，（因足少阳之经脉，起于目锐眦，又因肝胆互为表里，而肝开窍于目，故胆火循至上炎，干犯清窍为之）。

第二节　少阳病证

一、小柴胡汤证

247-96

导读：少阳病之证治。（原文顺序略有调整）。

经文：伤寒五六日，中风，（言其起始病因为伤寒或中风，经过数日，太阳证罢邪传少阳），往来寒热，（少阳属半表半里，其特点为枢机，出可达表，入可在里。邪入其域，则正邪分争，正胜则热，邪胜则寒，故少阳之热型，为寒往而热来，热往而寒来，二者交替发作，相因不止为之。此为少阳所独有，不同于太阳之寒热并见，亦不同于阳明之但热不寒，更不同于如疟状，寒热一日，或间日而定时发作。更异于三阴证无热恶寒之热型）。胸胁苦满，（因邪郁少阳，经气不利为之）；嘿嘿（默默）不欲饮食，（因足少阳之脉下胸中贯膈，络肝属胆，循胁。胆火内郁，木克脾土为之）；心烦喜呕，（因少阳胆火内郁，其火势上扰心神，则心烦；胃气上逆则呕。以上皆属少阳主证，治当和解，主用小柴胡汤）。或胸中烦而不呕，（自此以下，皆为或然证，其由个体差异而定，可有或无有。如邪郁胸胁，未犯胃肠，则胸中烦而不呕）；或腹中痛，（肝胆气郁，克制脾土，络脉不和所为）；或渴，（因少阳之热，内涉阳明热燥伤津所致）；或不渴、身有微热，或胁下痞硬，（因少阳之热，循经达胁，气机失畅，肝胆疏泄不利所为之。若病邪未犯阳明之里，伤津而连及太阳之表，太阳表证未罢为之）；或心下悸，（水饮传于心下而为之）；小便不利，（因水饮停于下焦，膀胱气化失职为之）；或咳者，（因少阳之热，上犯肺，宣降失职为之。综上皆属少阳病或然证，可以小柴胡汤加减应用，故曰）小柴胡汤主之。

方药：小柴胡汤

功用：和解少阳。

组成：柴胡半斤，黄芩三两，人参三两，半夏（洗）半升，甘草（炙）三两，生姜（切）三两，大枣（擘）十二枚。

用法：上药，以水一斗二升，煮取六升，去渣，再煮三升，温服一升，日三服。视病情加减，再服。

若胸中烦而不呕者，去半夏、人参，加栝楼实一枚。若渴，去半夏，加人参合前成四两半，栝楼根四两。若腹中痛者，去黄芩，加芍药三两。若胁下痞硬，去大枣，加牡蛎四两。若心下悸，小便不利者，去黄芩，加茯苓四两。若不渴，外有微热者，去人参，加桂枝三两，温覆微汗愈。若咳者，去人参、大枣、生姜，加五味子半升，干姜二两。

方义：本方所治，为邪在少阳，正邪相争，经气郁滞，枢机不利所为诸证。病邪既不在太阳之表，也不在阳明之里，非汗吐下三法所宜。当以和解少阳为治。柴胡轻淡升散，既能清解透达少阳之邪，又能疏畅经气郁滞，为方主药；黄芩苦寒，助柴胡清泄少阳之邪热为副药，主副相伍，外散内清；半夏生姜和胃降逆；参枣草益气补中，共为佐药，甘草又能调和诸药，系方使药。诸药相伍，共奏和解少阳，正邪相搏之功。

临床应用极广，可治流感、上呼吸道感染、慢性肺炎、胆囊炎、急性胰腺炎、渗出性胸膜炎等，临床凡需和解少阳之证，皆可一用，常获奇效。

248-97

导读：少阳病的病因、病机及转属阳明的证治。（原文顺序略有调整）。

经文：血弱气尽，腠理开，（言气血虚弱之人，营卫不和，卫气不固，腠理疏松），邪气因入，（由于虚弱之体，易受邪袭，邪气乘虚而入），与正气相搏，结于胁下，（则少阳受病）。正邪分争，往来寒热，休作有时，嘿嘿（默默）不欲饮食，

（因肝胆属木，脾胃属土，二者为表里关系，相互连络。少阳之病，肝胆之木，克制脾胃之土为之）。**脏腑相连**，（是指肝胆相连脾胃相关，其气相通，相互制约，相互传变）；**其痛必下**，（少阳之病，木克土，气机不畅为之）；**邪高痛下**，（盖肝胆及二胁位置较高，邪从少阳而来，故云"邪高"；腹痛之位较低，故云"痛下"）；**故使呕也**，（胆木犯胃，胃气上逆为之。证乃少阳枢机不利，治乃和解少阳），**小柴胡汤主之。服柴胡汤已，渴者**，（病在少阳，有和解而愈者，亦有胃阳素虚之人，即使投小柴胡汤，其邪仍在深入阳明，热燥伤津，故渴者），**属阳明，以法治之**，（虽未经误治，但病以传变，故当"观其脉证，知犯何逆，随证治之"，治疗大法只能或清或下）。

249-266

导读： 太阳病转入少阳的证治。

经文： **本太阳病不解**，（非病不解而仍在太阳），**转入少阳者**，（而是少阳病证候）。**胁下硬满**，（因少阳经脉循两胁，故邪犯少阳，枢机不利，气机不畅为之）；**干呕不能食**，（因胃气上逆为之），**往来寒热**，（因正邪分争为之）。**尚未吐下**，（说明虽未误治，正气仍能抗邪，亦未有邪陷三阴之势，尚须参考脉象）。**脉沉紧者**，（邪离太阳之表，脉不当浮，相对而言，亦可脉沉。病在少阳，脉当弦，弦甚者似紧，综上脉沉紧，说明邪仍在少阳。证乃少阳证，治予和解），**与小柴胡汤。**

250-99

导读： 三阳合病，治从少阳，以和解为主。（原文顺序略有调整）。

经文： **伤寒四五日，身热恶风**，（为太阳表寒征象）；**颈项强**，（三阳兼有之证候。因足太阳之脉循头下项，故项强属太阳。观太阳通篇，唯有项强，而无颈强。足少阳之脉，起于目锐眦，上抵头角，下耳后，循颈行手少阳之前，根据"热胀冷缩"之理，经气受寒收缩不舒，不通则颈项强。综上而言，颈项强属三阳，由于风寒外邪，侵袭颈项为之）；胁下满，（少阳之症也）；而渴者，（因阳明热燥伤津也）；手足温，（因阳明之热，布于四末故也。综上证乃三阳合证，因少阳为枢机，治以和解），小柴胡汤主之。

251-100

导读： 少阳兼腹痛证治。

经文： 伤寒，阳脉（浮取）涩，阴脉（沉取）弦，（脉涩主气血不足，是由脾气虚寒，无所奉心化赤变为血，故致气血不足；脉弦，沉取而弦，则露少阳受邪本脉之象。因其气血不足，少阳受邪，无力抗邪，故无寒热往来等症）；法当腹中急痛，（由于气血虚少，脾阳不足，不得温煦中气，气机不畅为之。此乃少阳兼里虚腹痛，若论治法，心脾二亏，气血不足，治当应补。邪入少阳，治当和解。故治之当分主次，分段施治。若以脉虚为主，治则温中补虚），先与小建中汤，（促使脾土健运，气血充足，少阳微邪，可能自愈。此属补土御木法。若服汤后而腹痛），不差者，（脉弦不解者，可知少阳之邪未除，治当和解，再予）小柴胡汤主之，（此为泄木邪保中土之法）。

252-229

导读： 阳明病，柴胡证未去之证治。

经文： 阳明病，（名为阳明病，实为少阳病未解）。发潮热，（多为阳明病腑实已成之证，当有腹满硬痛，大便硬结等。而且阳明病，小便数者，大便当硬。因脾主运化，升清降浊，无用废液渣子从二便排出。若下渗入膀胱，气化而小便数者，大便必硬。今虽潮热，而无腹疼痛之苦，而）大便溏，小便自可，（是病涉阳明，燥热未实，阳明腑实未结）。胸胁满不去者，（可知是少阳主证未罢，治予和解），与小柴胡汤。

253-230

导读： 阳明病柴胡证未罢之证治，及小柴胡汤的作用机制。（原文顺序略有调整）。

经文：阳明病，（补述，阳明病兼少阳病的证治），不大便，（似为阳明腑实证，而其在胁下，又不在腹部，难以确定在阳明）；舌上白苔者，（因知阳明腑实仍未结实，热燥尚轻；况且）而呕，（少阳主证之一，胆木克胃土，胃气上逆所致）；胁下硬满，（与呕逆并见，故知其病仍以少阳为重点，因胆脉循胁下，邪犯胆经，气机不畅所为。治宜和解），可与小柴胡汤。上焦得通，津液得下，胃气因和，身濈然汗出而解。

254-148

导读：阳微结的证治，及其与纯阴结的鉴别。

经文：分三段论述

一段：伤寒五六日，头汗出，（为内有郁热，不能宣发于外，而熏蒸于上为之）；微恶寒，（是表证未解，因表证不重，故言"微恶寒"。只言微恶寒，不提发热是省文之笔）；手足冷，（为阳邪郁伏于里，不能达于四末使然）；心下满，口不欲食，大便硬，（皆热在里，邪犯胸膈胃脘，津液不下，气机不调，胃肠之气失和为之）；脉细者，（因其阳郁不达，气血运行不畅，脉行不利为之）。此为阳微结，（大便热结犹浅，外带表邪）；必有表，复有里也，（其病机是阳邪微结，枢机不利，气血运行不畅为之）。

二段：脉沉，亦在里也。（沉主里，多为虚寒证。阳微结其与纯阴结，其证候有相似之处，故须辨之）。汗出，为阳微（结）。假令纯阴结，（按逻辑推理），不得复有外证，悉入在里。此为半在里半在外也，（此指阳微结，既有微恶寒，又有发热之表证，复有心下满，口不欲食，大便硬之里证，是半在里，半在表者，换言之既有表又有里，此其一也。纯阴结，以其阳衰阴盛，不能化津为汗，故一般说无汗。但也有亡阳，易见头汗出，必伴少阴虚阳外越之候。阳微结则热邪内伏，枢机不利，郁蒸于上而有头汗，此其二也）。脉虽沉紧，不得为少阴病，（少阴病及阳微结皆有，然而少阴病脉沉紧，法当咽痛，而且吐利，而阳微结不咽痛，但大便硬，此其三也，故曰"脉虽沉紧，不得为少阴病也"）。所以然者，阴不得（化津）有汗，今头汗出，故知非少阴也。

三段：可与小柴胡汤。设不了了者，（由于本证半在里半在外，少阳枢机不利，治以和解枢机，与小柴胡汤），得屎而解。（则使上焦得通，津液得下，胃气得和，身则濈然汗出，郁热得泄，则表里之邪随之而解，自当微通其便，得屎而愈）。

二、少阳病禁例

255-264

导读：少阳中风证之禁忌与误治的变证。

经文：少阳中风，（是风邪侵袭少阳之为病），两耳无所闻，目赤、（因耳目为清窍，风火上壅，清窍不利为之。目赤属风火为医共识。而耳聋为风火所袭者，耳聋常伴闭胀堵塞，甚感胀痛，此其与虚证耳聋大异）；胸中满而烦者，（因风火走窜经脉，结于胸胁，扰乱心神为之。证乃少阳中风，治法和解）。不可吐下，吐下则悸而惊，（面对胸中满而烦，医者误认为邪实内蕴，妄施吐下之法，则邪未除，而耗伤气血，心失所养，心神无主为之）。

256-265

导读：少阳伤寒禁汗及误汗后的变证和转归。

经文：伤寒，脉弦细，头痛发热者，（病在少阳，半表半里，是枢机不利，胆火上炎为之。弦为少阳主脉，证乃）属少阳。（故治法宜和解，使枢机运转，胆气疏泄复常，自无胆火上炎之疾）。少阳不可发汗，（因汗法属辛温，少阳又主火，不当发汗，辛温加火，必致热邪加重，津液外越，热迫汗出，胃肠干燥，胃热津伤，上扰心神，故）发汗则谵语，此属胃，（因谵语是少阳误汗之变证）。胃和则愈，（若胃气和热退津复，则谵语自止，故云胃和则愈）。胃不和，烦而悸，（则胃热津伤更重，热燥扰神，津血不得滋养心神所致）。

第三节　少阳病辨证

257-98

导读：里虚兼表，误治后的变证。

经文：得病六七日，（是外感病，病程较长，因体质强弱，及病邪轻重而不同，而有邪逗留于表，或邪陷入里之异）。脉迟浮弱，恶风寒，手足温，（今脉浮弱而恶寒，知风寒表证未罢。而表证不当脉迟，现见于脉浮弱中兼见迟脉，则非纯属表证，而是兼入太阴之里，三阴皆有迟脉，为何必属太阴？答曰：脉迟虽然三阴皆有，而手足温则为太阴所独有，故曰必属太阴。此为太阴兼表之征，非纯属太阴，因其里虚，抗病无力，虽有风寒所袭，然不能发热，而只能手足温矣。以上得病六七日之证，总由脾胃素虚，感受风寒之邪，表里兼病所为，治当温中解表）。医二三下之，不能食，（若医以手足温误作阳明论治，屡用攻下，必致中焦亏虚，阳气衰少，受纳蒸化无力，寒湿内生，壅塞中焦所致）；而胁下满痛，（因寒湿郁于肝胆之经，疏泄不通所为）；面目及身黄，（因木郁不达，肝胆疏泄不力，胆汁外溢周身及面目所致）；颈项强，（因表证未解故也）；小便难者，（因脾虚失运，水液不行，下渗膀胱，湿无出路使然也。此乃脾胃虚寒，寒湿内生，治应以温中散寒除湿为主。脾阳得复，寒湿得去，肝胆疏泄复常，寒湿发黄而自愈）。与柴胡汤，后必下重；（用柴胡汤，虽有甘参补之，但不禁柴芩、瓜蒌之寒，故必下利也）；本渴饮水而呕者，（因脾虚水停，气不化津，故渴。饮水之后，复无运化之力，故愈饮水，水停愈多，饮逆于胃，胃气上逆作呕）；柴胡汤不中与也，食谷者哕，（因与柴胡汤，虽能补中气，但不禁柴芩、瓜蒌之寒性，可使中气更虚，寒湿内生，胃气上逆为之）。

258-101

导读： 柴胡汤使用方法，及误下后更用柴胡汤的机转。

经文： 伤寒中风，（不论寒邪，或风邪，当邪传少阳之时，但以少阳脉证为凭据，而不拘风寒之所凑也）。有柴胡证，（是指往来寒热，胸胁苦满，默默不欲饮食，心烦喜呕，和口苦、咽干、目眩等）。但见一证便是，不必悉具，（虽然语意相关，但重点是强调"不必悉具"，凡见一证便可，投以小柴胡，以和解之。否则将延误病情。其他如"呕而发热者"，"胸满胁痛者"，"胸胁满不去者"，"续得寒热，发作有时者"等，均可用柴胡汤治疗便可）。凡柴胡汤病证而下之，（凡柴胡汤证，皆得和解，不可攻下。若用下法，则变证丛生）。若柴胡证不罢者，复与柴胡汤，（既然下后，柴胡证不变，仍可再投柴胡汤），必蒸蒸而振，却复发热汗出而解。（因误下而损伤正气，故抗邪无力。服汤后正气得药力之助，正邪相争而激烈，故振振而发热，蒸蒸而汗出，病却自解）。

第四节　少阳病兼变证

一、变证治则

259-267

导读： 少阳病误治变证的治则（原文顺序略有调整）。

经文：（本条承接 266 条，是言太阳传少阳，未经吐下，仍以和解为主，可与小柴胡汤。此言屡经误治，衍变而成坏证，其病情复杂而严重，难以六经命名。病入少阳，法宜和解，禁用汗，吐，下，温针等法）。若已吐、下、发汗、温针、柴胡汤证罢，（出现）谵语，此为坏病。（故治则禁用吐，下，发汗及温针。临床面对坏病应该根据）观其脉证，知犯何逆，以法治之，（即具体病情，具体分析，具体定性，具体处理。审因辨证，以法论治。重点是以兼症定性主症，再结合体征，确定病证，予以施治。这条是我临床50多年来，最深体会之一）。

二、柴胡桂枝汤证

260-146

导读：少阳病兼表证的证治。

经文：伤寒六七日，（一般为表证解除之日。今）发热，微恶寒，肢节烦疼，（可知太阳证未罢，风寒之邪滞留于表。由恶寒曰"微"，可知热亦微，而且仅有肢节烦痛，又无头项疼痛，周身疼痛，故曰太阳证尚轻）；微呕，（是邪入少阳，胆邪犯胃，胃气上逆为之。微呕，即心烦喜呕之微者）；心下支结，（夫少阳之脉，从缺盆，下胸中贯膈，络肝属胆，其经气郁结使然也。心下支节是与胸胁苦满同类而较轻）。外证未去者，（仍指发热等上述诸症。综上可断为，太、少证候并见，二者俱轻，故以）柴胡桂枝汤主之。（一则调和营卫，以散未尽之邪；一则和解枢机，以祛少阳之邪）。

方药：柴胡桂枝汤

功用：和解少阳，兼以表散。

组成：桂枝（去皮）一两半，黄芩一两半，人参一两半，甘草（炙）一两，半夏（洗）二合半，芍药一两半，大枣（擘）六枚，生姜（切）一两半，柴胡四两。

用法：上药，以水七升，煮取三升，去渣，温服一升，日三服。

方义：方以小柴胡汤、桂枝汤合方组成。前已论述，以解太、少之邪也。减半用之，以治太少合病之轻证。

三、太阳少阳并病及刺法

261-142

导读：太少并病的针刺疗法，及禁用发汗。

经文：太阳与少阳并病，（太阳证候未罢，继则出现少阳证，故曰太少并病），头项强痛，（因太阳经起于目内眦，上额交巅，络脑下项，循身之后。太阳受邪，据"热胀冷缩"之理，经脉气血受寒运行不利，不通则头项强痛）；或眩冒，（指头晕目眩。少阳经起于目外眦，循胸过季胁，胆火上炎，热于清窍为之）；时如结胸，心下痞硬者，（由邪郁少阳，经气不行，气血运行不通而为之。但不若结胸硬满疼痛之甚，也无休止之时。综上为太少两阳共有证候，偏于少阳经脉为患，故当采用刺法，因势利导，因实泄之）。当刺大椎第一间，（大椎属督脉，是六阳之会，刺之能发越邪气，透解热势）；肺俞（因肺合皮毛，刺肺俞以宣泄太阳之邪）；肝俞（因肝胆相互为表里，刺肝俞以泄少阳之邪。综上选穴与证候相合）。慎不可发汗，（因邪不纯在表，故不可妄汗），发汗则谵语，（误汗则损伤津液，木火愈炽，扰乱心神为之）；脉弦，（说明病之重点在少阳）；五日谵语不止，（可知谵语与木火炽盛有关）。当刺期门，（因期门为肝经之穴，故以泄火祛实）。

262-171

导读： 太少并病之针刺疗法及禁用攻下。

经文： 太阳少阳并病，头项强，（为太阳病主要证候）；心下硬，颈项强而眩者，（皆为少阳病证候。故曰为太少并病）；治当刺大椎、肺俞、肝俞，（刺大椎肺俞以发越太阳之邪气，透解热势；刺肝俞以疏泄少阳木火之邪）。慎勿下之，（太少并病误下，易成结胸）。

四、大柴胡汤证

263-103

导读： 少阳兼里实的证治

经文： 太阳病，过经十余日，（太阳病传入少阳，而太阳证罢，称为"过经"。少阳病以和为主，汗吐下皆属禁忌法。

病不当下），反二三下之，（其为误治），后（延）四五日，（正气尚旺）柴胡证仍在者，先与小柴胡，（和解少阳）。呕不止，心下急，郁郁微烦者，（是误下后，少阳枢机不利，病邪陷入阳明，化燥成实之证），为未解也，（即少阳证不解，则不可下。而阳明里证，不得不下，遂）与大柴胡汤，（和解通下，双管齐下，两解少阳，阳明之邪，故曰）下之则愈。

方药：大柴胡汤

功用：和解少阳，通下里实。

组成：柴胡半斤，黄芩三两，芍药三两，半夏（洗）半升，生姜（切）五两，枳实（炙）四枚，大枣（擘）十二枚，大黄二两。

用法：上药，以水一斗二升，煮取六升，去渣，再煎，温服一升，日三服。

方义：本方为少阳病传入阳明化热成实而设。病在少阳，禁用攻下，但与阳明里实合病，又不能不用下法，故必须表里同治，一面和解少阳，一面内泻热结。方以柴胡、黄芩和解少阳为君；枳实、大黄内泻热结为臣；芍药缓急止痛，配伍大黄、枳实治腹中痛；半夏、生姜降逆止呕为佐；大枣调和诸药为使。君臣佐使共奏和解少阳，内清热结之功。

目前用治急性单纯性肠梗阻，急性胰腺炎，胆囊炎及胆囊结石等，属于少阳阳明合病者。

264-165

导读：少阳兼里实另一证型的治法。

经文：伤寒发热，汗出不解，（非太阳表证不解，而是病入少阳、阳明不解。邪入少阳，则枢机不利，气机不畅，邪结经脉，故）心中痞硬，（因木邪克土，胆逆犯胃，胃气上逆，则）呕吐而下利者，（此为热结旁流下利之候，即阳明燥结已成，热迫津液，从旁而下。证乃少阳兼里实，治之通因通用），大柴胡汤主之，（两解其邪）。

五、柴胡加芒硝汤证

265-104

导读：少阳兼里实误下的证治。经文分三段阐述。

经文：

一段：伤寒十三日不解，（说明伤寒多日，病证未解，太阳证已罢，病邪传里。由）胸胁满而呕，（可知邪传少阳，枢机不利，胆逆犯胃所为之），日晡所发潮热，（因邪传阳明，肠腑燥实结聚。少阳兼阳明里实之证，多为大便硬结不解，治疗可用和解兼通下之法，则病愈。今）已而微利，（是与病发展趋势不符，须探讨机理）。

二段：此本柴胡证，下之以不得利，今反利者，（是治之不得法），知医以丸药下之，此非其治也。（以丸药下之，不外二类，一为苦寒之药，制丸服用，其性缓下，不能荡涤胃肠燥实，易于滞留肠中，以致微利；二为辛热类丸药。如巴豆类，性味燥烈，虽制丸剂，仍属峻攻之剂，攻之虽通，但燥实仍在，反增其燥，故病不解而微利）。

三段：潮热者，实也。（此是少阳兼阳明里实之证，由于下后而微利，中气亏虚在所难免，故不可用大柴胡汤），先宜服小柴胡汤以解外，（使其上焦得通，津液下渗，胃气因和，气化得利，身濈然汗出而解）。后以柴胡加芒硝汤主之，（若热燥较甚，服汤不愈者，再与柴胡加芒硝汤，和解泻热兼软坚，以求解之）。

方药：柴胡加芒硝汤

功用：和解少阳，兼以泻热润燥。

组成：柴胡二两十六铢，黄芩一两，人参一两，甘草（炙）一两，生姜（切）一两，半夏（洗）二十铢，大枣（擘）四枚，芒硝二两。

用法：上八味，以水四升，煮取二升，去渣，内入芒硝，更煮微沸，分温再服。不解，更作。

方义：方以小柴胡汤和解少阳，加芒硝泻热润燥软坚，而不用枳实、大黄，因下后中气受伤，正气较虚。内有热燥结实不甚，只需行气软坚，应用芒硝咸寒润下即可，惟其正气不足，故仍用参草益气和中。

六、柴胡桂枝干姜汤证

266-147

导读：少阳病兼水饮内结的证治。（原文顺序略有调整）。

经文：伤寒五六日，已发汗而复下之，（病邪传入少阳，太阳证罢，无发热恶寒，而）往来寒热，（是由枢机不利，正邪分争为之）；心烦者，（因胆火上炎，神明受扰为之。据柴胡汤"但见一证便是，不必悉具"之理，上述证候，已属柴胡汤证范畴，但是柴胡汤证一般为胸胁满而不结，呕而不渴，小便自可。而今证候胸胁满微结，渴而不呕，小便不利。此非纯属少阳，而有兼挟。兼挟何证）？小便不利，（当是少阳兼挟水饮内停为之）；胸胁满微结，（水饮结于少阳之经为之）；渴而不呕，（水饮内停，气不化津，津液不上承，则为口渴；胃气尚和，因而不呕）；但头汗出，（是由水道不调，枢机不利，阳郁不得宣达于外，津液蒸腾于上所为）。此为（少阳）未解也，（证为少阳病兼水饮内结证，治则和解兼温化水饮），柴胡桂枝干姜汤主之。

方药：柴胡桂枝干姜汤

功用：和解少阳，温化水饮。

组成：柴胡半斤，桂枝（去皮）三两，干姜二两，栝蒌根四两，黄芩三两，牡蛎（熬）二两，甘草（炙）二两。

用法：上药，以水一斗二升，煮取六升，去渣，再煎取三升，温服一升，日三服。初服微烦，复服，汗出便愈。

方义：方以小柴胡汤加减而成，是属小柴胡汤类方。柴胡、黄芩，以和解少阳之郁热而运转枢机；瓜蒌根逐饮散结；桂枝、干姜、炙草通阳化饮；因本证不呕，故小柴胡汤去生姜、半夏；因水饮内结，故去参枣，以避壅补。诸药共奏，和解少阳，温化水饮，皆为水饮而设。

七、柴胡加龙骨牡蛎汤证

267-107

导读： 伤寒误下，病入少阳，烦惊谵语的证治。（原文顺序略有调整）。

经文： 伤寒八九日，（病犹在太阳，未生变证），下之，胸满烦惊，（则知病邪传入少阳，邪结胸胁，枢机不利，故为之）；谵语，（因胆火上炎，胃热上蒸，心神受扰而为之）；小便不利，（因少阳枢机不运，三焦决渎失职，水道不调，而为之）；一身尽重，不可转侧者，（因阳气郁于半表半里之间，不得畅达，则内外联络阻滞，故身重，难以转侧。综上证乃邪气弥漫，表里俱病，虚实错杂），柴胡加龙骨牡蛎汤主之。

方药： 柴胡加龙骨牡蛎汤

功用： 和解少阳，通阳泄热，重镇安神。

组成： 柴胡四两，龙骨、黄芩、生姜（切）、铅丹、人参、桂枝（去皮）、茯苓各一两半，半夏（洗）二合半，大黄二两，牡蛎（熬）一两半，大枣（擘）六枚。

用法： 上药，以水八升，煮取四升，内入大黄，切如棋子，更煮一两沸，去渣，温服一升。视情再服。本云：柴胡汤，今加龙骨等。

方义： 方以小柴胡汤去甘草，加桂枝、茯苓、龙骨、铅丹、大黄而成。因邪入少阳，故以小柴胡汤为主方。加桂枝而不去人参，足使内陷之邪从外解。加大黄少量，取其泄热和胃之效。加龙牡铅丹重镇安神。加茯苓淡渗利水宁心安神。去甘草，因邪热弥漫，无须缓急也。

八、黄芩汤、黄芩加半夏生姜汤证

268-172

导读： 少阳郁火，下迫阳明，不利或呕的证治。

经文： 太阳与少阳合病，（是指两经同时发病。据理而论，当以少阳受邪为主，"自下利"为主症）。自下利者，（乃由少阳火郁，邪热内迫阳明，下趋大肠，而致下利。证乃少阳郁热，内迫大肠，治宜清泄少阳郁火），与黄芩汤；若呕者，（若郁火扰胃，胃气上逆致呕者。证乃少阳郁热迫胃上逆，治宜泄热和胃，降逆止呕），黄芩加半夏生姜汤主之。

方药：

（1）黄芩汤

功用： 清热止利。

组成： 黄芩三两，芍药二两，甘草（炙）二两，大枣（擘）十二枚。

用法： 上药，以水一斗，煮取三升，去渣，温服一升，日再夜一服。

方义： 方以黄芩苦寒，清泄少阳郁火；芍药酸甘微寒，抑制肝胆之火，克伐脾胃。

芍药酸甘化阴，坚阴止利，又能缓急止痛；草枣补中益气。四味相伍，清热止利，被誉为治痢之祖方。

（2）黄芩加半夏生姜汤

功用： 清热止利，和胃降逆。

组成： 黄芩汤加 半夏（洗）半升，生姜（切）一两半。

用法： 上药，以水一斗，煮取三升，去渣，温服一升，日再夜一服。

方义： 方为少阳郁火，下迫阳明导致呕利证而设。若呕，再加半夏生姜和胃降逆。余诸可参阅黄芩汤。

九、传变及预后

269-270

导读: 伤寒能食而不呕,不传三阴之证。

经文: 伤寒三日,三阳为尽,(《素问·热论》:"一日太阳,二日阳明,三日少阳……"其述传经理论,与临床不符,仅供参考。三阴当受邪,疾病传与不传,取决于病邪正气,即"里气和与不和"及治法。至于传变于何经,一般说阳盛者多传入三阳之腑,阴盛者,多传入三阴之脏。可见人体感邪后,由于里气不和,依据某种条件,病邪可随时内传,当然亦可不传,得具体病情,具体辨证,具体定性"寒热虚实",具体处之)。三阴当受邪,(伤寒三日,三阳为尽,邪当传三阴),其人反能食而不呕,此为三阴不受邪也。(临床总以证候为准,测知传否? 受邪否? 能食而不呕? 系脏腑胃气和谐,中州健运,故能食而不呕,故三阴不受邪也)。

270-271

导读: 少阳病愈之脉象。

经文: 伤寒三日,(当测知邪传少阳,其脉当弦,而今)少阳脉小者,(知脉渐趋平和,少阳之邪将退,疾病将愈,故曰)欲已也。(如《素问·离合真邪论》曰:"大则邪至,小则平"是也)。

271-143

导读: 妇人热入血室的证治。(原文顺序略有调整)。

经文: 妇人中风,(因里气不和,感受风寒),发热恶寒,(是太阳伤寒病在表)。经水适来,(阴血外流而致血室气血空虚);得之七八日,热除身凉,(说明表证已罢,病入少阳);而脉迟,(因邪热入里,与气血相搏,脉道瘀滞,气血运行受阻为之);胸胁下满,如结胸状,(因少阳之经脉循行胸胁,因肝经失于疏泄,气血不利,邪犯少阳之经,导致枢转不利,气机不畅而为之）；谵语者，（由血热上扰，神明不安使然也）。此为热入血室也，（是在表之邪热，结于血室，是为热入血室）。当刺期门（清少阳之邪，泄血室之热），随其实而取之。

272-144

导读：热入血室，寒热如疟的证治。

经文：妇人中风七八日，（表病传里），续得寒热，发作有时，（此与少阳之寒热往来无定期，不尽相同，病不在气分而在血分），经水适断者，（是发热之初，经水适来，发病之后，热邪陷入血室。血室空虚，热邪乘虚而入，与血虚相搏，而经水适断），此为热入血室。其血必结，故使如疟状，发作有时，（因热与血搏，其血必结，血室瘀阻，气血运行不畅，正邪相争，故寒热发作有时。证乃热入血室，寒热如疟。治宜和解少阳，活血退热），小柴胡汤主之。

273-145

导读：热入血室的证治及禁忌。

经文：妇人伤寒，发热，经水适来，（邪热乘虚陷入血室，与血相搏，血热扰神则谵语。因血属阴，病在血分，故）昼日明了，暮则谵语，如见鬼状者，（如有所见）。此为热入血室，无犯胃气，及上二焦，（此是治疗禁忌。因谵语非胃实所致，故不可攻下，徒伤胃气；病邪又不在上中二焦，故不可用汗吐两法），必自愈，（是言必避禁忌。令邪外出，等待正气恢复而愈。亦可刺期门泄胆热，或投小柴胡汤之类，以促邪气外出）。

274-268

导读：三阳合病的证脉。

经文：三阳合病，（即指太阳，阳明，少阳证候，同时出现），脉浮大，（脉浮属太阳，脉大属阳明），上关上，（是脉长直有力，与少阳弦脉相似。盖弦脉端直以长，如张弓弦，张力甚好，于是三阳之脉皆见之）。但欲眠睡，（上叙脉象，今述证候，说明临床应该证脉合参。因三阳热实，内困心神，呈昏蒙嗜睡状态，即热势盛昏睡。其脉当大弦长，与证候相合）；目合则汗，（乃盗汗之类，一般盗汗属阴虚，而本证汗出，则为阳盛，以其病涉少阳，为枢机之位，寐则阳入于里，卫阳暂退，里热转盛，热盛迫津，故见盗汗。可见盗汗并非皆为阴虚，尚须具体辨证）。

第四章　辨太阴病脉证并治

总　　论

太阴即阴气较多之意。太阴病是由中阳不足，寒湿内盛导致的病证。太阴包含手太阴肺经，足太阴脾经。

脾位于膈下，上腹部偏左，即左季肋部，暗红色，质地较软。脾经起于足大趾内侧端，上行沿小腿内侧，交厥阴经之前，沿大腿内前侧上行，入腹，属脾络胃，脾与胃构成表里关系，大体脾胃位于中焦。脾主运化水谷，主生清，主四肢；胃主受纳，主腐熟，主降浊。脾胃，为人体气机升降之枢纽，升降协调，水精四布，脏腑得养，故称脾胃为后天之本。若中阳虚弱，被邪气所犯，运化无力，寒湿内停，则为太阴病。有关胃经循行部位及其生理等情况，可参见阳明病。

太阴病成因，一为寒湿侵犯脾胃，或忧思伤脾运化失职；二是先天不足，脾阳虚弱自病，或中阳素虚，复感寒湿发病。三是三阳病失治误治而成。临床证候：腹满而吐，食不下，自利益甚，为诊断标准，也是太阴病本证。其兼变证：一是太阴兼表；二是太阴兼腹痛证；三是寒湿发黄证。

治则：太阴病以中阳虚寒为主，治则"当温之"，用理中丸，四逆汤类。若兼表证者，里虚不甚，表证为主，调和营卫，用桂枝汤；若兼腹痛证，温中健脾，活络止痛；或大实痛，宜化瘀通络，用桂枝加芍药汤，或桂枝加大黄汤；若寒湿发黄，宜温中化湿。

太阴病转归：一是正确施治，或中阳恢复，其病痊愈；二是治之过于温燥，或阳复太过，转为阳明病；三是治之不当，阳衰加重，病邪传入少阴、厥阴。

第一节　太阴病概念

275-273

导读：太阴病之界定。

经文：太阴之为病，（足太阴脾属阴土，喜燥恶湿，其特点主运化，主升清，以升为健。与足阳明胃为表里关系，胃为阳土，主受纳，喜润恶燥，以降为常。一者发病皆属胃肠疾患，而太阴则多里虚寒证，阳明多为里热实证，故曰："实则阳明，虚则太阴"，二者又可互相转化）。腹满，（由于脾虚不运，寒湿不化，湿阻气滞，气机不畅为之）；而呕，食不下，（因脾胃为表里关系，太阴脾病涉及胃，浊阴上逆犯胃为之）；自利益甚，（因脾阳下陷而不得升清使然也）；时腹自痛，（因脾之阳气，忽通忽闭为之）。若下之，必胸下结硬，（因证为太阴脾为虚寒证，治宜温运中阳，健脾燥湿，禁用下法。若攻下，则徒伤中阳，中虚更甚，运化水湿不利，浊阴上逆，而致胸下结硬）。

第二节　太阴病虚寒证

276-277

导读：太阴病机理及证治。

经文：自利，不渴者，（此是太阴病的特色。自利，因脾阳虚，清阳不升为之；不渴，因脾虚有寒未见伤津所致。太阴为阴土，主湿，病则易从寒湿而化，寒湿弥漫，故不温。临床观察，中焦虚寒下利，多无口渴，既不同于里热下利而口渴证，也不同于自利而渴的少阴证）。属太阴，以其脏有寒故也，（因有利不渴者，属太阴脾虚寒证，是由脾阳虚弱、寒湿困津所成。证乃太阴虚寒下利，治则）当温之，宜服四逆辈。（即四逆一类，当包括理中汤在内。轻者理中汤温中散寒；重者四逆汤补火生土。可灵活加减应用）。

第三节 太阴证辨证

一、辨太阴病兼表证

277-276

导读：太阴病兼表证的治法。

经文：太阴病，脉浮者，（太阴属里虚证，脉象当沉，今反脉浮，提示兼表，在表之邪未罢），可发汗，（调和营卫而解表），宜桂枝汤。（本条以脉论治，不应理解为以脉确证。然太阴病兼表证，为何先治表？必是太阴脾虚寒不重。若里虚寒较重，虽有表证，亦得先治里温中后和其表。或者以温里为主，兼以和表，如桂枝加人参汤等）。

278-163

导读：太阴兼表，里虚为主的证治。

经文：太阳病，外证未除（本该汗解，医者不明），而数下之，（不仅表证不解，发热恶寒等仍在。而且损伤太阴脾阳，寒湿内生，导致太阴虚寒伴表证，发热下利，所谓）遂协热而利，（此处之"热"是指发热恶寒表证之热），利下不止，（因脾阳虚寒，清阳不升为之）；心下痞硬，（因为攻而损伤脾阳，运化失司，升降无权，气机阻滞，浊阴不降，壅滞胃脘为之。证乃）表里不解者，（治以温中解表），桂枝人参汤主之。

二、辨太阴病腹痛证

279-279

导读： 太阳病误下，邪陷太阴的证治。

经文： 本太阳病，医反下之，（邪陷太阴，导致脾伤，气滞络瘀），因而腹满时痛者，属太阴也。（根据证候轻重之别，治法也不尽相同。轻者仅仅腹满时痛，治宜温阳和络），桂枝加芍药汤主之；（重者，则腹中"大实痛"，所谓）大实痛者，（病机为脾络瘀滞不通较重，仅用温中和络，则药力欠适，故在上方加大黄二两，以增强化瘀通络之力），桂枝加大黄汤主之。

方药：

(1) 桂枝加芍药汤

功用： 温阳益脾，活血和络。大实痛者，佐入泻实之品。

组成： 桂枝（去皮）三两，芍药六两，甘草（炙）二两，大枣（擘）十二枚，生姜（切）三两。

用法： 上药，以水七升，煮取三升，去渣，温分三服。

方义： 此方与桂枝汤用药全同。但芍药倍用，改变"解肌祛风，调和营卫"，为"辛温宣通，疏肝舒挛，通络止痛"之用。桂枝与芍药相伍，主要取其温阳和络之用。桂枝温经通络；芍药倍用，而破血痹，通脾络以止腹痛；生姜温阳散寒；枣草补中益气，缓急止痛。诸药配伍，共奏温阳散寒，缓急止痛，通经活络之功，以祛血痹。

(2) 桂枝加大黄汤

组成： 桂枝（去皮）三两，大黄二两，芍药六两，生姜（切）三两，甘草（炙）二两，大枣（擘）十二枚。

用法： 上六味，以水七升，煮取三升，去渣，温服一升，日三服。

方义： 方以桂枝汤加芍药加大黄组成。大黄性寒，活血祛瘀，以助芍药通络止痛。因为脾络郁滞过重而致"大实痛"，桂枝加芍药汤，力轻难胜重任，故加小剂量大黄，协助芍药，以活血祛瘀泻实而收功。大黄虽然性寒，但从全方来看，性味仍然偏温有利活血化瘀。诸药共奏活血化瘀泻实之功。

280-280

导读：中气虚者，剋伐药的用量宜少。

经文：太阴为病，脉弱，（主中气虚弱，由于脾阳虚弱，鼓脉无力为之），其人续自便利，（因脾虚气陷，清阳不升，寒湿下注，最易腹泻。即使大便暂时尚好，其后稍有饮食不当，或感受寒湿，即可续自腹泻。若此时病机：脉络不和，气滞血瘀，腹满时痛，或"大实痛"，当用桂枝加芍药汤，或桂枝加大黄汤时），设当用大黄、芍药者，宜减之，（此强调临床用药，当重视病人体质素况，如是中阳不足患者，即使当用大黄、芍药，也要斟酌剂量，以免过量徒伤中气）。以其人胃气弱，易动故也，（是对剋伐药斟酌用量宜少的解释原因，以免剋伐药用量过大，使脾阳更虚，发生病变）。

三、辨太阴病转归

281-278

导读：太阴病转愈的证候及机理。

经文：伤寒，脉浮而缓，（当感受外邪后，脉浮缓，颇似太阳中风，但无发热），手足自温者，系在太阴，（手足自温是太阴证要点。因太阴病阳虚较轻，脾阳尚能分布于四肢，温煦滋养为之）；太阴当发身黄，（因太阴为湿土之脏，脾虚水湿失运，寒湿郁滞，肝胆疏泄失常，胆汁外溢而发黄）；若小便自利者，不能发黄，（因湿邪下泄有出路，就不会发黄）。至七八日，虽暴烦下利，日十余行，必自止，（病经七八日，正气渐复，正邪相争剧烈，因而骤然烦扰不安，正胜邪退，下利日十余行，腐秽邪尽而利自止。所谓）以脾家实，腐秽当去故也，

（脾家实，是指脾阳恢复正常，祛邪外出，腐秽尽祛而利止自愈）。

282-187

导读：太阴病转属阳明的临床特点。

经文：伤寒，脉浮而缓，（当机体感受风寒后，脉浮而缓，颇似太阳中风，但无发热而）手足自温者，是为系在太阴。（故手足自温是太阴辨证的主要证候，见此便知属于太阴）。太阴者，身当发黄，（因太阴脾主湿，脾虚湿郁影响肝胆疏泄，胆汁外溢为之）；若小便自利者，（说明湿有出路，则）不能发黄。至七八日，（待到脾阳来复，胃之热较甚，邪从燥化，则成）大便硬者，为阳明病也，（因阳明为胃，属阳主燥，故阳明病多为里热燥实证；因太阴为脾，阴土主湿，故太阴病多为里虚寒湿证。因两者互为表里，故具有相互转化的关系。当太阴脾阳来复时，暴发心烦、下利自愈的转机外，还可由湿化燥，由寒化热，由虚转实，由阴出阳，由太阴病，演变为阳明病）。

四、辨太阴病欲愈候

283-274

导读：太阴中风的主要证候及欲愈候。

经文：太阴中风，四肢烦疼，（是太阴中风的主要证候。因脾主四肢，脾阳虚而四肢失于温煦，复感受风邪为之），阳微阴涩而长者，（阳微即浮取脉微，主邪已不盛；阴涩即沉取脉涩，主里虚湿滞；而长者，是脉形长而不短，主脾气有渐复之机。脉微正复，因此可知病势向好转化，故）为欲愈。

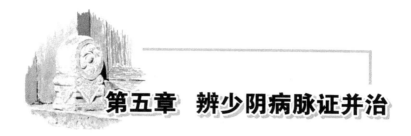

第五章 辨少阴病脉证并治

总 论

主要讨论少阴病。少阴即阴气较少之意。少阴病是以心肾两虚，水火失济为主要病理变化的疾病。

肾为实质性脏器。肾位于腰部，脊柱两旁。左右各一，形似蚕豆，呈红褐色。重约 120～150g。肾藏"先天之精"，为生命之源，故称肾为"先天之本"。

生理功能：藏精，主生长、发育、生殖和水液代谢；肾主骨生髓，髓之海为脑，开窍于耳及二阴。在志为惊恐，在液为唾。肾与膀胱为表里，共主水液代谢。

少阴包括手少阴心经与足少阴肾经。肾经起于小趾之下，循内踝之后，以上腘内，贯脊属肾，络膀胱；心经起于心中，出属心系，下膈，络小肠。又由于经络相互络属，使少阴与太阳形成紧密联系。因少阴心属火，主血脉，主神志，称一身之主；因少阴肾属水，主藏精，主水液，称先天之本。故曰心肾对生命至关重要。肾中阴阳又称真阴真阳，为五脏六腑阴阳之根本。心在上，肾在下。心火下蛰于肾，以暖肾水，不至过寒；肾水上济于心，以制心火，使火不亢。心肾交通，水火既济，维持人体阴阳平衡。少阴与太阳，里表互通，二者互依为用，共同维持生命活动。

少阴病机：以心肾虚衰，水火不交为主。又以阳虚化寒的虚寒证为重点。

少阴病因：一是少阴阳虚或阴虚，外邪直中少阴发病；二是病始他经，由于治之不当，损伤心肾阴阳，转属少阴。因太阳、少阴互为表里，故太阳初病，继而转入少阴病。此外，脾阳有赖肾阳温煦，故太阴虚寒易传少阴，形成脾肾阳虚证。临床以"脉微细，但欲寐"为证脉特点。病机系心肾虚衰，水火不济所致。

由于感邪、体质及治疗因素不同，临床分寒化证：（恶寒、蜷卧、小便清长，手足厥冷，下利清长，脉细，一派虚寒证候）。热化证：（心烦不寐，苔少舌红，脉细数，一派阴虚火旺证候）。由少阴阴阳俱虚，土燥水竭，又可见少阴三急下证。又由肾经从肺出心络，注胸中，循喉咙，系舌本，故当寒热邪气循经结于咽时，而成少阴咽痛证。

少阴心肾涉及人体根本，病情危重，复杂多变。病初多兼表证。变证有热移膀胱证，伤津动血证。还有疑似证等，包括四逆散证，吴茱萸汤证。

治疗：寒化证，回阳救逆，用四逆汤类；热化证，育阴清热，用黄连阿胶汤类；少阴急下证，用大承汤，急下存阴。少阴咽痛证，应区别虚实寒热，用猪肤汤，甘草汤，桔梗汤，苦酒汤，半夏散或汤剂。少阴兼表，温经解表，用麻黄细辛附子汤。少阴变证，类似证，应该"观其证脉，知犯何逆，随证治之"。

少阴病转归，与体质、感邪、治疗不同有关。少阴多危重病证，治疗及时得当，可转危为安。否则，大多预后不良，尤属寒化证。阳气存亡，决定转归，阳回则生，阳亡则死。

第一节　少阴病之概念

284-281

导读：少阴寒化证的界定。

经文：少阴之为病，（盖少阴属心肾两脏发生之病），脉微细，（脉微细，以微为主，微主阳虚，细主血少。因心主血，属火；肾藏精，主水。少阴为病，则心肾两虚，阳气衰微，无力鼓动血脉为之）；但欲寐也，（是指人精神萎靡不振。《素问·生气通天论》曰："阳气者，精则养神"，由于心肾阳虚，阴寒内盛，心神失养所为）。

第二节　少阴寒化证

一、少阴病（寒化证）主要脉证

285-282

导读：少阴虚寒证的辨证要点。

经文：少阴病，欲吐不吐，（因肾阳虚衰，浊阴上逆，胃气不降，故欲吐。又因胃中无物，又不能吐，故不吐）；心烦，（因阴寒盛于下，阳虚逆于上，虚阳与寒邪相争，上扰心神为之）；但欲寐，（因少阴病阳虚已甚，精气不足，心神失养，故神疲不支所为。虽心烦而欲寐，但证为少阴虚寒，治当温阳祛寒）；五六日自利而渴者，（因医者辨证不清，误解"欲吐不吐"，未能及时温阳祛寒治疗，至五六日后，肾阳更虚，阴寒更甚，而见"自利而渴"。此为少阴虚寒证的辨证的主要证候。因肾阳亏虚，不得温暖中土，致使脾失升运而下利；阳虚不能蒸化津液，津失上承而口渴，所以"自利而渴者"），属少阴也，虚故引水自救。若小便色白者，（是少阴虚寒证辨证要点，为少阴虚寒所致），少阴病形悉具（证候已全）。小便白者，（色白说明主寒），以下焦虚有寒，（肾阳虚寒，气化无力），不能制水，故令色白也。

286-283

导读：少阴亡阳的证脉。

经文：病人脉阴阳俱紧，（少阴寒化证，当以脉沉微为主脉，今脉不见沉微而是阴阳俱紧，即寸关尺三部俱紧，说明少阴里寒偏盛。因脉阴阳俱紧，有太阳少阴之别。太阳伤寒，脉阴阳俱紧，是浮而紧，而且必伴有发热恶寒，无汗，头痛之证。少阴病，脉阴阳俱紧，是沉而紧，当有恶寒，咽痛，吐利等证。少阴病脉沉，在此应是沉紧，沉脉主里，紧脉主寒，亦少阴里寒偏盛）；反汗出者，（因少阴阴寒太盛，逼迫虚阳浮越所为，故曰）亡阳也。此属少阴，法当咽痛而复吐利，（由于阴盛而虚阳外亡，必伴咽痛，吐利等。因少阴脉循咽喉，虚阳循经上越，郁滞咽喉，则咽痛；阴盛于内，中阳不守，上逆则吐，下陷则利）。

二、四逆汤证

287-323

导读：少阴病脉沉，治宜急温。

经文：少阴病，（包括心肾两脏，病入少阴，涉及一身之主，性命之根，这是六经病中最为危重的阶段，难治之证最多，所以早期诊断，早期治疗，十分重要。若待到脉沉微，手足厥逆，下利清谷，一派亡阳之证候俱备，病情危笃，即使救治，也难妙手回春。这需医者，在见到阳虚苗头，刚刚显露之时，就当机立断，迅速抢救，能收事半功倍之效）。脉沉者，急温之，（一强调"见微知著"的辨证方法，从唯一的脉象中，分析、把握疾病的实质及发展趋势，早期诊断，早期治疗；二强调积极治疗，进行及时有效的处理，截断病势恶化，做到治中有防，防患于未然。证乃少阴虚寒证，治以温阳散寒，回阳救逆），宜四逆汤。

方药：四逆汤

功用：温阳散寒，回阳救逆。

组成：甘草（炙）二两，干姜一两半，附子（生用、去皮、破八片）一枚。

用法： 上药，以水三升，煮取一升二合，去渣，分温再服。强人可大附子一枚，干姜三两。

方义： 方以附子加甘草干姜而成。主治少阴阴盛阳虚的四肢厥逆证，故方名四逆汤。附子温肾回阳；干姜温中散寒，以助附子回阳；甘草补虚益中。诸药合而为回阳救逆名方。临证常以此方加减，治疗外感杂病。附子使用：多用熟附子先入。若用量超过 10g，20g，则先煎 40 分钟、60 分钟。临床观察安全有效。

288-324

导读： 少阴病，膈上有寒饮与胸中实邪的辨证。分别阐述。

经文：

一段：少阴病，（为肾阳虚寒证，由于少阴阳虚，不得温煦脾土，因而胃气上逆，故）饮食入口则吐；心中温温欲吐，（胃中无物），复不能吐，（但这不是绝对的，可见 282 条参考，具体病情具体分析）。

二段：始得之，手足寒，脉弦迟者，（则不是少阴虚寒证，而是邪阻胸中的实证，其是痰食之邪，阻滞胸膈，正气祛邪，故饮食入口则吐。不进食时，心中愠愠不适，上泛欲吐，然实邪阻滞不行，故复不能吐。因胸中阳气被实邪所阻，不得布于四肢，故手足寒；因邪结阳郁，鼓脉缓弱，故脉弦迟者）。此胸中实，（实邪在上），不可下也，当吐之。（治当因势利导，"其高者，因而越之"，故当吐之）。

三段：若膈上有寒饮，干呕者，（则因为少阴肾阳亏虚，不得温煦脾土，不能化气布津，寒饮停聚所致。因此，切不可误诊为胸中实邪），不可吐也。（证乃膈上寒饮，治以）当温之，（温运脾肾之阳，以化寒饮），宜四逆汤。

三、通脉四逆汤证

289-317

导读： 阴盛格阳的证治。（原文顺序略有调整）。

经文： 少阴病，里寒外热，（是少阴病阴盛格阳的主要病机与证候特点，"里寒外热"是指内真寒，外假热。少阴肾阳气大虚，阴寒内盛，故见）下利清谷，手足厥逆，脉微欲绝（等里寒证。因虚阳被寒阴格拒于外，故见）身反热不恶寒，其人面色赤（等外热证。由于虚阳被阴寒所格，较四逆证为重，或然证候甚多。若脾肾阳虚，气血凝滞不通则）或腹痛；（阴寒犯胃，胃气上逆，则）或干呕；（虚阳上浮，郁于咽喉，则）或咽痛；（阳气大虚，阴液内竭，无法鼓脉，则）或利止脉不出者。（证乃阴盛格阳，治以破阴回阳，通达内外）通脉四逆汤主之。

方药： 通脉四逆汤

功用： 破阴回阳，通达内外，寓阴阳和。

组成： 甘草（炙）二两，附子（大者，生用、去皮、破八片）一枚，干姜三两，强人可四两。

用法： 上药，以水三升，煮取一升二合，去渣，分温再服，其脉出者愈，视情加减。面色赤者，加葱九茎；腹痛者，去葱加芍药二两；呕者，加生姜二两；咽痛者，去芍药加桔梗一两，利止脉不出者，去桔梗加人参二两。

方义： 方以四逆汤倍干姜，重用附子而成，因此能回阳驱寒之力更强，能治脉微欲绝，故曰通脉四逆汤。加减法：

面色赤戴阳者，加葱白以通格上之阳；

腹中痛，加芍药和络；

干呕，加生姜和胃降逆；

咽痛，加桔梗利咽开结；

利止而脉不出，加人参益气阴而复脉。

四、白通及白通加猪胆汁汤证

290-314

导读:阴盛戴阳的证治。

经文:少阴病,下利,(属少阴虚寒证,因脾肾阳虚,阴寒偏盛,下焦不得温煦,水谷不别,下趋大肠所致。即属少阴虚寒证。其证候当有"但欲寐,手足厥逆,脉微细或沉微"等,从 317 条通脉四逆汤方来看,"面色赤者,加葱九茎",可知白通汤证必有面赤。从 315 条看,"下利脉微",必有脉微,是阴极阳衰,血少,无力鼓脉所致。面赤为虚阳被格于上所为,即戴阳证。证乃少阴虚寒,其较通脉四逆汤略轻,较四逆汤证多戴阳证候,故不用通脉四逆汤及四逆汤),白通汤主之。

方药:白通汤

功用:破阴回阳,宣通上下。

组成:葱白四茎,干姜一两,附子(生、去皮、破八片)一枚。

用法:上药,以水三升,煮取一升,去渣,分温再服。

方义:方为干姜附子汤加葱白,取其急通上下阳气,使格拒于上的阳气下交于肾,戴阳则除,下利则止。

291-315

导读:阴盛戴阳,服热药致格拒的证治及预后。

经文:少阴病,下利,脉微者,(证乃少阴阴盛阳虚,故)与白通汤。(服白通汤后,病势反而加剧)利不止,厥逆无脉,干呕烦者,(此非药不对证,而是过盛之阴邪与阳药格拒的缘故,治以破阴回阳,宣通上下,故)白通汤加猪胆汁汤主之。服汤,脉暴出者死,(是虚阳完全耗散而死);微续者生,(是阳气渐复,脉呈现微象,预示良好)。

方药:白通加猪胆汁汤

功用:破阴回阳,宣通上下,咸寒反佐。

组成：葱白四茎、干姜一两，附子（生，去皮，破八片）一枚，人尿五合，猪胆汁一合。

用法：上三味，以水三升，煮取一升，去渣，内入胆汁、人尿，和令相当，分温再服。若无胆汁亦可用。

方义：方以白通加人尿，猪胆汁而成。白通汤破阴回阳，通达上下，加人尿，猪胆汁咸苦寒之品，引阳入阴，以免热药为寒邪所格拒，有力发挥回阳救逆作用。

无猪胆汁亦好用。但并非说猪胆汁可有可无。

五、真武汤证

292-316

导读：少阴阳虚水泛的证治。（原文顺序略有调整）。

经文：少阴病，（是指肾阳本虚），二三日不已，至四五日，（邪气渐深，肾阳日衰，阳虚寒盛，水气不化，泛溢为患，所谓）此为有水气。（水寒之气，停蓄于里，浸渍胃肠，气机不畅，则）**腹痛，自下利者**；（水寒之气，外攻于表，浸渍肢体，则）**四肢沉重疼痛**；（水寒之气，停蓄下焦，膀胱气化不行，则）**小便不利**。（由于水邪随气机升降而变动不居，故多或然证。如水气上逆犯肺，宣降失职，则）**其人或咳**；（水邪下趋大肠，传导失司，则）**或下利**；（下焦阳虚，不能制水，则）**或小便利，清长**；（水邪犯胃，胃失和降，则）**或呕者**。（证乃少阴阳虚水泛，治以温肾阳，利水气），**真武汤主之**。

方药：真武汤

功用：温肾阳，利水气。

组成：茯苓三两，芍药三两，白术三两，生姜（切）三两，附子（炮、去皮、破八片）一枚。

用法：上药，以水八升，煮取三升，去渣，温服七合，日三服。若咳者，加五味子半升，细辛一两，干姜一两；若小便利，去茯苓；若下利者，去芍药，加干姜二两；若呕者，去附子，加生姜，足前为半斤。

方义：方以附子辛热以壮肾阳，使水有所主；白术燥湿健脾，使水有所制，术附同用，尚可温煦经脉，祛除寒湿；生姜宣散，助附子温阳，是寓主水之中有散水之意；茯苓淡渗，助白术健脾，是寓制水中有利水之用；芍药活血脉，敛阴和营，利小便，以制姜附之刚燥。诸药相伍，共奏温阳化气行水之功。

若有咳、呕、小便不利、下利肿块等症，可以加减灵活运用。但附子为本方主药，不宜去。

六、附子汤证

293-305

导读：阳虚寒湿身痛的证治。（原文顺序略有调整）。

经文：少阴病，身体痛，（证似太阳表实的麻黄汤证，但身不热，脉不浮，又不支持麻黄汤证。但是，阳虚寒湿不化，侵于骨节之间，阻滞气机，故身体痛）；手足寒，脉沉者，（确支持阳虚有寒证，故开头即冠以"少阴病"，手足寒，因少阴阳虚，气血不通，不能温煦四肢所为；脉沉者，因里阳不足，中阳之气陷而不举，鼓脉无力所为）；骨节痛，（因阳虚寒湿不化，滞留肌肉关节，气血不通使然。证为阳虚寒湿身痛，治以温经祛寒除湿），附子汤主之。

方药：附子汤

功用：温经祛寒除湿。

组成：附子（炮，去皮，破八片）二枚，茯苓三两，人参二两，白术四两，芍药三两。

用法：上药，以水八升，煮取三升，去渣，温服一升，日三服。

方义：方以重用炮附子，温经驱寒镇痛；配人参，温补元气；配术苓，健脾除寒湿；佐芍药调营血而通痹，以加强温经止痛之效。

附子汤证阳虚较甚，寒湿之邪，侵于骨节之间，以身体痛，骨节痛为主。而真武汤阳虚而水湿侵犯上下，以头眩，心悸身𥆙动为主。附子汤重在温补元阳，祛寒湿止疼痛；真武汤重在温阳化气，以散水为主。

294-304

导读：阳虚寒湿的辨证要点及治疗方法。

经文：少阴病（承上条，进一步阐述附子汤证），得之一二日，口中和，（是指口中不苦、不燥、不渴，说明里无热邪）；其背恶寒者，（是少阴阳虚，失其温煦经脉所为。证乃阳虚寒湿，治以温经祛寒除湿）。当灸之，附子汤主之，（在服附子汤的同时，可配合灸法，以壮三阳，消阴寒。以加强药效，温经散寒之用。多选用关元、气海等穴位）。

七、吴茱萸汤证

295-309

导读：阳虚阴盛，正邪相争的证治。

经文：少阴病，吐利，手足逆冷，（似如四逆汤证，为何不用四逆汤，而用吴茱萸汤？关键在于）烦躁欲死者，（证候，其标明阴邪虽盛，但阳气尚能与之剧争。"欲死"讲的严重，而不是阴盛亡阳，故用吴茱萸汤温降肝胃，泄浊通阳，此非少阴病正治方法，有的注家说，四逆汤以下利为主，吴茱萸汤以吐为主，有一定道理的），吴茱萸汤主之。

八、桃花汤证

296-306

导读：虚寒下利，脓血者，桃花汤主之。

经文：少阴病，（乃为脾肾阳虚之下焦虚寒证），下利，便脓血者，（因肾阳虚衰，火不暖脾土，故下利。下利日久，肾气愈伤，关门不利，而滑脱不禁。虚寒下利，由阴及阳，气血不摄，血肉腐熟，而致下利脓血。其色晦暗不泽，气腥冷不臭而腹痛隐作，喜温喜按。无有里急后重及肛门灼热感。证乃阳虚滑脱，血肉蕴脓，治以温涩固脱），桃花汤主之。

方药：桃花汤

功用：温涩固脱。

组成：赤石脂一斤，一半全用，一半筛末，干姜一两，粳米一升

用法：上三味，以水七升，煮米令熟，去渣，温服七合，内入赤石脂末方寸匕，日三服。若一服愈，余勿服。

方义：方以赤石脂温涩固脱为主药，干姜温补中阳为副，佐以粳米益脾胃。三药相伍，共奏涩肠固脱之效。赤石脂一半量入药，一半为末冲服，留滞肠间更有收敛作用。

适于纯虚无邪，滑脱不禁之证。

297-307

导读：补述虚寒下利脓血的证治。（原文顺序略有调整）。

经文：少阴病，（乃为脾肾虚证），二三日至四五日，（病延日久，虚寒更甚，阳虚阴盛，寒凝气机不畅，则）腹痛；（因脾肾阳衰，失于温化，统摄无权，故）下利不止；（因利多伤津，水液从大便走，故）小便不利；（因阳虚气陷，不能摄血，血溢肉腐，而成）便脓血者，（其脓血色泽晦暗，血色浅淡，气不臭而腥冷，泻时滑脱失禁。证乃虚寒下利便脓血，治以温涩固脱祛腐肉），桃花汤主之。

九、刺灸法

298-292

导读：吐利暴作，阳虚不甚，脉不至者，可用灸法。

经文：少阴病，（为阳虚阴盛证），吐利，手足不逆冷，（因少阴虚寒证吐利，多伴有手足逆冷，今手足不逆冷，说明

阳虚不甚）；反发热者，（并不是阳气越脱，而是阳能胜阴，预后好，所以）不死；脉不至者，（并非脉绝，亦不是阴阳离绝，由于吐利暴作，阳气骤虚，脉一时不得顺接所为。证乃阳虚脉不至，治以温通阳气，阳通则脉至），灸少阴七壮，（因少阴穴位甚多，灸法宜随四时取穴，以运气为主，多选用井荥输经合穴位）。

299-325

导读： 少阴病，阳虚血少下利的证治。

经文： 少阴病，下利，（是指虚寒而言）；脉微涩，（因利久不仅阳虚，也可致阴血不足，血行不畅，鼓脉无力所为。脉微主阳气虚，涩主津血少。此正反映了"阳虚血少"之病理变化）；呕而汗出，（由阳虚而阴寒上逆则呕，卫外不固则汗出）；必数更衣，（是指大便频数。因阳虚不摄而气陷所为）；反少者，（是指泻下物甚少，这是阳虚血少下利的特征。此为阳虚血少下利证，治以温阳补血为主），当温其上，灸之，（因温阳有碍血下，降逆有碍下利，升阳有碍呕逆，可见汤剂难施，故宜用灸法，以温其上。又因阳虚为主，阴津所伤，起于阳虚，阴液不得速生，无形阳气必得先补，故以温其上灸之）。

300-308

导读： 少阴病，下利便脓血，可用刺法。

经文： 少阴病，下利便脓血者，可刺，（本条叙证极简略，仅提下利便脓血，又无脉象。但从治疗上看，"刺法"，多用于实热证，以泻实热，由此可知本证属实热证。但也不尽然，仍须证脉合参，全面分析，属实属虚。而灸法，多用于虚寒证，以温虚寒。刺法，具有泄邪、固摄双重作用，若针药结合应用，其效可能更好）。

十、少阴病禁忌

301-285

导读： 少阴里证，禁用汗法。

经文： 少阴病，（主要病机为脾肾阳虚，多为虚寒证），脉细沉数，（脉沉主里，脉细主阴虚，脉数主热。若以脉测证，此证为阴虚阳亢，少阴热化证），病为在里，不可发汗，（《素问·阴阳应象大论》曰："其在皮者，汗而发之"，说明发汗是治疗表证之大法。本条病为在里，故曰"不可发汗"，特别标出"禁用发汗"）。

302-286

导读： 少阴病，阳虚，阴阳两虚，禁用汗下两法。

经文： 少阴病，脉微，（是阳气虚，即使发热等有表证），不可发汗。（若误用发汗，则可致亡阳，所为）亡阳故也；（若）阳已虚，（复见）尺脉弱涩者，（则为阴阳两虚），复不可下之，（不但禁汗，也不可攻下。假若误下，则有阴竭之变）。

十一、预后

303-287

导读： 少阴病，阳回自愈的证脉。

经文： 少阴病，脉紧，（主寒，为寒邪偏盛），至七八日，（传经尽之时，出现烦），自下利，脉暴微，（其有两种转归，一是正胜邪却，病势向好发展；一是邪胜正负，病势转重，须细细观察）。手足反温，脉紧反去者，（乃为阳回寒却之征，少阴病阳虚阴盛，本应手足厥冷，而今却见手足温，故称"反"，是阳气来复的标志；"脉紧反去"，才是邪气已退。仲景连用两个"反"字，正是告诫"细心辨证"。综上，故断）为欲解也，（说明病势有向愈趋势，但不等于"必愈"。尚须坚持治疗，促进痊愈）。虽烦，下利，必自愈，（心烦乃是阳气之恢复，能与邪气抗争之象；下利更是正胜祛邪外出之征，说明预后良好，故曰必自愈）。

304-288

导读： 少阴病虚寒者，手足温者可治（文字顺序略有调整)。

经文：少阴病，下利，恶寒而蜷卧，（是阳虚阴盛之候。蜷卧以"恒温理论"看，缩小散热面积，以减少散发热量，保存体温）。若利自止，（病有好转、加剧两种可能，当凭证脉辨之。如利止而手足仍然厥逆，则利止不是阳复，而是阴竭，即所谓"利止，亡血也"，病势加剧。如利止而手足转温和，则利止为阳复，"阴退之征"，为病势好转。虽恶寒蜷卧，但预后好，故曰）手足温者，可治，（可治，须积极治疗，以争痊愈。扶阳抑阴之剂，可选用四逆汤，白通汤等）。

305-289

导读：少阴病，烦热欲去衣被者可治。

经文：少阴病，恶寒而蜷，（是少阴病阴盛阳衰之证候，身体热量不足，处于低温环境下，"蜷"乃蜷卧，以缩小体表面积，减少散热，保存体温以便维持恒温，有利新陈代谢，有利生命生理功用）。时自烦，欲去衣被者，可治，（患者时而自烦扰动不安，并欲去衣被。可治难治，须参考其他症。若手足温，说明阳气来复，正与邪相争之征，表明正胜邪却，预后好，故曰可治。若手足不温，"时自烦，欲去衣被"，则是阳气未复，邪胜正负，故曰难治，病情加重，预后差）。

306-295

导读：纯阴无阳的危候。

经文：少阴病，（阳气的存亡，决定少阴病的预后。阳气尚存，可治；阳气亡绝，不治）。恶寒，身蜷而利，手足逆冷者，（身蜷说明缩小体表面积，减少散热以促阳气来复，但是依然下利，阳气并未来复，阳衰而阴极盛。是独阴无阳之危候所为。故断为）不治，（所谓不治，是说病情危重，并不一定"必死"，投用四逆、白通等一类回阳之剂，或许有救）。

307-296

导读：阳不胜阴的危候。

经文：少阴病，吐利，（因阴盛阳衰，阴盛上逆则吐，阳虚下陷则利）；躁烦，（是衰微阳气与阴邪抗争，扰乱心神所为。可治与不可治，须严密观察他症，如正能胜邪，阳回利止，四逆转温，说明病转轻，可治）。四逆者，死！（如吐利不止，四肢厥逆加重，是阴邪猖獗，阳气已绝，故断为死候）。

308-297

导读：阴竭于下，阳脱于上的危候。

经文：少阴病，下利止，（少阴虚寒下利，如下利自止，当为阳气来复，寒邪退却，病势向愈发展，此时当伴有手足温之症状。如今下利虽止），而头眩，时时自冒者，（自冒，是以物蔽首之状，此指目发昏暗，目无所见的昏晕，"头眩时时自冒"之证。手足逆冷，证明非阳气恢复，而为阴液下竭，阳气上脱，阴阳离绝之象，故曰）死。

309-298

导读：阳绝神亡之危候。（原文顺序略有调整）。

经文：少阴病，四逆恶寒而身踡，（由少阴阳绝阴极，肢体无以温煦滋养，故恶寒四逆；身踡，在低温环境下是缩小散热面积，减少散热，以求保持仅有体温维持生命活动）；不烦而躁者，（因阳盛热扰心神则烦，而今阳衰无热扰神，故不烦；因阳绝神亡，心神无所主，故躁动不安）；脉不至，（此脉比脉微欲绝更甚，为心脏阳气虚极，无力推动气血运行所为。证乃阳绝阴离，预后极坏，故曰）死。

310-299

导读：肾气绝于下的危候。

经文：少阴病，六七日，（正是传经经尽之时），息高者，（息高是指呼吸表浅，气息浮游于上，不能下沉腹部，达于丹田。其特点为吸气少，呼气多。因肺主呼气，肾主吸气，少阴病六七日后，而见息高为肾气绝于下，肺气脱于上，上下离绝，即肾完全不能纳气，只能倒气，不能进气，肺失主气，断绝吐故纳新，预后极坏，故曰）死。

311-300

导读：阴阳离绝的危候。（原文顺序略有调整）。

经文：少阴病，但欲卧，脉微细沉，（此是少阴虚寒证的主要证候，"但欲卧"是阴盛阳虚，心神不振，但未至阳气脱亡境界）；汗出不烦，（是由阳气外脱，无力与阴邪抗争所为）；自欲吐，（是由阳虚而阴邪上逆所为。此为残阳，阴阳濒临离绝，病为垂危阶段，急用回阳救逆之剂，因势利导，帮助机体，回阳抑阴，重趋阴阳平衡，有可能挽回生命。病迁延）至五六日，（复见）自利，（是由阴盛阳虚加重所为）；复烦躁不得卧寐者，（为阴盛阳脱，阴阳离绝之兆，已不可挽救，故曰）死。

第三节　少阴热化证

一、黄连阿胶汤证

312-303

导读：少阴病，阴虚火旺的证治。

经文：少阴病，（邪犯少阴，因体质不同，而发生寒化及热化两种证候。若素体阳虚，则外邪从阴化寒，而成少阴寒化证；若素体阴虚，则外邪从阳化热，而成少阴热化证），得之二三日以上，心中烦，不得卧，（因肾水素亏，邪从热化。由于肾水不足，心火亢盛，心肾不交，水火不济所为。故此证常伴有咽干口燥，苔黄质红少津，脉沉细数等，证乃心肾不交），黄连阿胶汤主之。

方药：黄连阿胶汤

功用：滋肾阴清心火。

组成：黄连四两，黄芩二两，芍药二两，鸡子黄二枚，阿胶三两。

用法：上三味，以水六升，煮取三升，去渣，内入胶烊尽，小冷，内入鸡子黄，搅令相得，温服七合，日三服。

方义：本方主要作用是清心火，滋肾阴。芩连清心火除烦；阿胶，芍药，鸡子黄滋肾阴，养血安神；芍药与芩连相合，酸苦化阴以滋液，又能敛阴安神，主要用于心肾不交的老年失眠证，其效显著。

二、猪苓汤证

313-319

导读：阴虚内热，水气不利的证治。

经文：少阴病，（有寒化、热化不同，少阴下利亦有寒热之别，本证）下利六七日，咳而呕渴，心烦不得眠者，（总病机是由阴虚内热，水气不利所为。水气偏渗大肠，则下利；水气上逆，犯肺则咳；犯胃，胃气上逆则呕；水气内停，津不上布则渴；阴虚内热上扰心神，则心烦不得眠；湿热内停，水气不化则小便不利。证乃：阴虚内热，水气不利。治以滋阴清热，淡渗利水），猪苓汤主之。

第四节　少阴病兼变证

一、麻黄细辛附子汤证与麻黄附子甘草汤证

314-301

导读：少阴病，兼表证的证治。

经文：少阴病，（是里虚寒证，一般不发热，今）始得之，（即有发热，故曰）反发热，（以区别于单纯太阳表证。其脉必浮，今非脉浮而为）脉沉者，（是少阴里虚寒证的确据。证脉合参，证乃少阴兼表证，因少阴与太阳相表里，故又称"两感

证"，治当温少阴为主，兼发汗解表），麻黄细辛附子汤主之。

方药：麻黄细辛附子汤

功用：温经发表。

组成：麻黄（去节）二两，细辛二两，附子（炮，去皮，破八片）一枚。

用法：上三味，以水一斗，先煮麻黄，减二升，去上沫，内入诸药，煮取三升，去渣，温服一升，日三服。

方义：方以麻黄解表；附子温肾阳；细辛气味辛温雄烈，佐附子温经，助麻黄以解表。三药共奏温经解表之用。临证单方用者少，据证加减应用者多，常获奇效。

315-302

导读：少阴兼表轻证的证治。

经文：少阴病，（本条与上条合参，当有反发热，脉沉），得之二三日，（说明病势较缓，"无里证"，是指无下利清谷等里虚寒证候，提示里虚尚轻，故可微发汗）。麻黄附子甘草汤微发汗，以（因）二三日无证，（即指无里虚寒证，"无里证"不仅是本条辨证要点，也是审证用药要点。若有下利清谷等里证，可用四逆汤先温其里，而不可表里同治。由于此证病势稍缓，故用麻黄附子甘草汤为宜），故微发汗也。

方药：麻黄附子甘草汤

功用：温经解表，微发其汗。

组成：麻黄（去节）二两，甘草（炙）二两，附子（炮，去皮，破八片）一枚。

用法：上三味，以水七升，先煮麻黄一两沸，去上沫，内入诸药，煮取三升，去渣，温服一升，日三服。

方义：方以麻黄细辛附子汤，去细辛加炙甘草而成。因证情轻缓，故去香窜之细辛；加甘缓之甘草，以缓和麻黄发汗之力，不致发汗太过，更用熟附子，温补阳气，以防阳气随汗外泄而伤阳。

二、少阴三急下证

316-320

导读：燥实伤津，真阴将竭，治当急下。

经文：少阴病，（乃心肾病变。若素体阴虚，从阳化热，易成少阴热化证。少阴感邪），得之二三日，（病情发展极快，大有耗尽肾阴之势），口燥咽干者，（此是审证要点，正好证明肾阴将竭。盖少阴之脉循喉咙挟舌本，邪热于其经，肾水而枯竭所为，即少阴热化证。由热生燥，燥实内结于胃肠，蒸灼津液，肾阴将竭之证，乃燥实伤津，肾阴将竭，治当）急下之（存阴），宜大承气汤。

317-321

导读：热结旁流，火炽津枯，治当急下。

经文：少阴病，（亦指真阴耗伤而言），自利清水，色纯青，（由热燥内结胃肠，迫液旁流为之。其状泻下纯水，其色青黑，臭秽难闻）；心下必痛，（由燥实内结，胃气壅滞不通为之）；口干燥者，（由热燥灼伤真阴所然也。证乃热结旁流），可（急）下之，（以救垂绝之阴），宜大承气汤。

318-322

导读：肠腑燥结，土实水竭，治当急下。

经文：少阴病六七日，（患者素体阴虚，少阴经感邪，极易燥实内结，灼伤肾阴，导致少阴急下证）。腹胀，（是指腹大满不通，或腹满不减，说明燥屎内结，气机壅滞颇甚为之）；不大便者，（是由燥屎内结为之。尚有潮热绕脐痛，拒按等燥屎内结证，此为证重势急，如不果断急下，则真阴完全枯竭，危亡立至，故）急下之，宜大承气汤。

三、热移膀胱证

319-293

导读：少阴病热移膀胱血分的变证。

经文：少阴病，（本为心肾虚寒证，病不应发热，病至）八九日，（寒邪郁而发热），一身手足尽热者，（此是脏邪还腑，由阴出阳，阴证转阳证。因为热在膀胱，其外应皮毛为之）；以热在膀胱，必便血也，（如热伤血络，迫血妄行，自然小便出血。虽未言小便出血，但因膀胱直接掌控小便，故曰小便出血）。

四、伤津动血证

320-284

导读：少阴病，火劫伤阴的变证。（原文顺序略有调整）。

经文：少阴病，（乃心肾虚寒证）。咳而下利，（若属阳虚阴盛兼水气，水邪内停，上犯肺则咳，下趋胃肠则下利，可用真武汤；若阴虚有热兼水气，可用猪苓汤）；谵语者，（因少阴病禁用火劫发汗。发汗既伤阳，亦伤阴。今反用火劫发汗，劫伤津液，而致肠燥结实，热燥扰神为之）；小便必难，（因肾阴伤则化源不足为之。综上此为）被火气劫故也，以（因）强责少阴汗也。

321-294

导读：少阴之病动血的变证。

经文：少阴病，（为少阴虚寒证），但厥无汗，（为肾阳虚衰之表象，但未至亡阳之境，治当温肾回阳，切不可发汗）。而强发之，（不仅伤阳亦伤阴，更能扰动营血），必动其血。未知从何道出，或从口鼻，或从目出者，（因血随虚阳上涌，循清窍而出，从口、鼻、目皆可出血）。是名下厥上竭，为难治，（因阳衰于下，是为下厥，因血竭于上，是为上竭。如用温阳碍于上竭，用清热碍于下厥，故为难治）。

第五节　咽　痛　证

一、猪肤汤证

322-310

导读：少阴阴虚火炎咽痛的证治。

经文：少阴病，（此为少阴阴虚咽痛证），下利咽痛，（少阴下利，尤其量多，最易伤阴液，阴虚则生内热。盖少阴之脉，上循喉咙，虚热循经上扰，痹阻咽喉，故咽部疼痛。此咽痛为虚火上炎所为。特点为咽红不肿，疼痛亦轻）；胸满心烦，（因少阴之脉，其支者，从肺出，络心注于胸中。虚热循经上扰于胸中，气机不畅，扰乱心神。故胸闷心烦。证乃少阴阴虚火炎，治以滋阴清热，润喉止痛），猪肤汤主之。

方药：猪肤汤

功用：滋肾润肺，补脾止利。

组成：猪肤一斤。

用法：上药，以水一斗，煮取五升，去渣，加白蜜一升，白粉五合，熬香，和令相得，温服六升。

方义：猪肤咸寒入肾，滋肾水清热润燥；白蜜甘寒润肺，清虚火而利咽；白粉（即白米粉）甘缓和中，扶脾止利。三药配伍有滋肾润肺健脾之功。为治疗阴液下泄，虚火上炎，咽痛之良药。

二、甘草汤证、桔梗汤证

323-311

导读：少阴客热咽痛的证治。

经文：少阴病二三日，咽痛者，（因少阴经脉循喉咙，客热之邪，侵袭少阴经脉，故咽痛。但因肾阴未虚，热亦不重，咽喉只有轻微红肿疼痛，治以清解客热），可与甘草汤；不差，（若服甘草汤后，咽疼未除，证乃客热咽痛，治予开肺利咽，可再）与桔梗汤。

方药：

（1）甘草汤

功效：清热利咽。

组成：甘草二两。

用法：上药，以水三升，煮取一升半，去渣，温服七合，日二服。

方义：炙甘草温中，生用清热。本方生用。旨在清热解毒，治少阴客热咽痛。

（2）桔梗汤

功效：同上。

组成：桔梗一两、甘草二两。

用法：上药，以水三升，煮取一升，去渣，温分再服。

方义：方以甘草汤加桔梗，取其辛开散结，助生甘草清热解毒之用。后世名甘桔汤。

三、苦酒汤证

324-312

导读：咽伤溃疡的证治。

经文：少阴病，（因少阴为虚寒证，正气虚弱，无力抗邪），咽中伤，生疮，（发生溃疡，病势波及会厌，声带肿胀，难得振动发声，故曰）不能语言，声不出者。（证乃咽部热炎毒盛，治以清热解毒，苦酒汤主之。）

方药：苦酒汤

功用：清热涤痰，敛疮消肿。

组成：半夏（洗，破如枣核）十四枚，鸡子（去黄）一枚，内上苦酒，着鸡子壳中。

用法：上二味，内入半夏苦酒中，以鸡子壳置刀环中，安火上，令三沸，去渣，少少含咽之，不差，更作三剂。

方义：方以半夏涤痰散结；佐以鸡子去黄，甘寒润燥止痛；苦酒（米醋），消肿敛疮。半夏配鸡蛋清，利窍通声，无伤津耗液之嫌；半夏伍苦酒，辛开苦降，以强化消肿敛疮之用。诸药相伍，以奏清热涤痰，敛疮消肿之功。

煎汤后，少少含咽，药物直接作用患部而生效。

四、半夏散及汤证

325-313

导读：少阴客寒咽痛的证治。

经文：少阴病，（乃少阴虚寒证），咽中痛，（仅此一证候，难以辨之。但从方药看，有半夏、桂枝、甘草，说明为辛温之剂，必是风寒郁闭，尚未化热，方用桂枝，通阳散寒；半夏性味辛温涤痰开结。由此可知咽中痛，必是风寒客于少阴，循经上咽，兼痰湿阻滞络脉所为。咽痛特点，必不红肿，苔白滑润，且伴恶寒，气逆，痰涎量多等证候。证乃少阴客寒咽痛，治以辛温发散，涤痰祛湿），半夏散及汤主之。

方药：半夏散及汤

功用：散寒通咽，涤痰开结。

组成：半夏（洗），桂枝（去皮），甘草（炙）。

用法：上三味，等分，各别捣筛已，合治之，白饮和，服方寸匕，日三服。若不能服散者，以水一升，煎七沸，内入散两方寸匕，更煮三沸，下火另小冷，少少咽之。半夏有毒，不当散服。

方义：方以桂枝性味辛温，通阳散寒；半夏涤痰开结；甘草和中缓急止痛。白饮保胃存津，兼防桂夏，辛燥劫阴。

"半夏有毒，不当散服"，为后人所加。亦可服汤，即为半夏汤，故合称半夏散及汤。四药共奏散寒通咽，涤痰开结之功。

326-290

导读：少阴病欲愈的脉象。

经文：少阴中风，（脉当沉细。今反见）脉阳微阴浮者，（"阳"和"阴"是指寸脉和尺脉，那么寸脉微主邪微，尺脉浮主阳气来复，反映了正胜邪却），为欲愈。（欲愈非必愈，应继续观察治疗以获痊愈）。

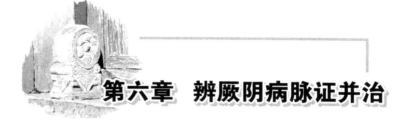

第六章 辨厥阴病脉证并治

总　论

　　厥阴指足厥阴肝经，手厥阴心包经及其所属的脏腑。厥阴即阴气最少之意，厥阴病是以厥阴阴阳失调，气血亏虚或邪气盛实为病理特点的疾病。肝位于腹部，横膈之下，右胁之内，活体呈棕红色，质软而脆，肝重约 1200～1500g。肝经起于足大趾，沿下肢内侧中线上行，环阴器，抵小腹，挟胃属肝络胆，上贯膈，布胁肋，上行连目系，出额与督脉会于巅顶。心包经之脉起于胸中，出心包经，下膈络三焦。其支者，循胸出胁，上抵腋下，循上臂内侧中线，入肘中，下前臂行二筋之间入掌中，至中指出其端。肝主藏血，主疏泄，与胆相为表里。可以疏泄情志、气机及脾胃之气。心包之火，通过三焦，下达于肾，使肾水温暖，以涵养肝。生理情况下，肝胆条达，气机和畅，脾胃健运，促进脏腑活动，肝藏血产热，产热得当，维持恒温，保障代谢，以达机体健康。

　　病入厥阴，为最后阶段，则肝失条达，气机不利，易致阴阳失调。又因厥阴具有"阴尽阳生，极尔复返"之功，故病机常有"上热下寒，寒热错杂"之特点，如消渴、气上撞心，心中疼热，饥而不欲食，食则吐蛔等上热下寒之症状，以此可作为厥阴病之提纲。临床又分为厥阴寒证，厥阴热证。由于厥阴病，正邪相争，阴阳消长，阴盛则厥，阳盛易热，因而表现手足厥热交替出现。可根据厥热多少，推断阴阳消长，病势进退和预后。由于"阴阳气不相顺接"，易致四肢厥冷者，称为厥证。本篇多处提及呕吐、哕，下利，目的是在于鉴别，以提高辨证施治本领。

厥阴病成因：一为本经自病，二为他经传入。治疗"寒者温之，热者清之，或寒热并施"。上热下寒证，清上温下，用乌梅丸；厥阴寒证，或温经养血，或温胃降逆，方用当归四逆汤，吴茱萸汤；厥阴热痢，凉肝解毒，用白头翁汤。至于厥、呕、哕、利诸症，应当具体病情，具体分析，具体定性，具体处理。

厥阴病转归：正复邪祛，向愈；阳复太过，发生痈脓，便血，或喉痹等热证；若亡阳阴竭，则预后不良。

第一节　厥阴病概念

327-326

导读：厥阴病上热下寒证。

经文：厥阴之为病，（若邪犯厥阴：一则肝火炽盛，横逆上冲；二则肝木克脾土，使脾虚肠寒。以上可归纳为上热下寒。因肝火消灼津液，故）消渴；（因肝失疏泄，气郁化火，气机失调，横逆上冲，则）气上撞心，心中疼热；（因肝火犯胃，热则消谷，故嘈杂似饥，所谓）饥而不欲食；（因脾虚肠寒，如素有蛔虫病史，进食必诱蛔动），食则吐蛔。（此为下寒，治以清下，必致脾阳更伤，脾气下陷，势必），下之利不止。

第二节　上热下寒证

一、乌梅丸证

328-338

导读：脏厥与蛔厥的辨证及蛔厥的证治。

经文：伤寒脉微而厥，（为肾阳虚衰，阴寒内盛之象。阳衰鼓脉无力，则脉微。阳衰阴盛，四肢不得温煦，故四肢厥逆）；至七八日肤冷，（病延日久，阳衰更甚，不仅肢厥，而且周身皮肤冷）；其人躁无暂安时者，（乃真阳将绝，脏气衰败，心神无主所为。其病凶险，预后不良），此为脏厥，非蛔厥也。蛔厥者，其人当吐蛔，（曾有蛔虫病史）。今病者静，而复时烦者，（因患者脾虚肠寒，蛔虫不适应环境，内扰上窜，上腹剧烈疼痛，而使病人烦躁不宁）。此为藏寒，（实指肠寒）。蛔上入其膈，（扰乱心神），故烦，须臾复止，（若蛔内伏不扰，则痛止，烦躁停，故称须臾复止）；得食而呕，（患者进食，谷气壅滞不通则引之疼痛。扰乱心神则烦躁，导致胃气上逆而致）；又烦者，蛔闻食臭出，其人常自吐蛔，（蛔受食味引诱，再次扰动，又心烦躁，常随胃气上逆而吐蛔。证乃阳虚阴盛之）蛔厥者，（治以清上温下，寒热并治），乌梅丸主之。又主久利，（尚能治寒热不调的久痢）。

方药：乌梅丸

功用：温清并用，暖肝调脾，扶正制蛔。

组成：乌梅三百枚，细辛六两，干姜十两，黄连十六两，当归四两，附子（炮，去皮）六两，蜀椒（出汗）四两，桂枝（去皮）六两，人参六两，黄柏六两。

用法：上十味，异（分别）捣筛，合治之。以苦酒渍乌梅一宿，去核，蒸之五斗米下，饭熟，捣成泥，和药令相得，内臼中，与蜜杵二千下，丸如梧桐子大。先食饮服十丸，日三服，稍加至二十丸。禁生冷、滑物、臭食等。

方义：方为治蛔的专方。因蛔虫得苦则下，得酸则静，得辛则伏，故重用乌梅苦酒之酸，又用黄柏、黄连之苦，再用细辛、干姜、附子、桂枝、蜀椒之辛。复因蛔虫窜扰，正气易虚，故用人参、当归以益气养血。本方酸涩偏重，且温清并用，故又能主治寒热错杂之久利。

方中辛酸苦药同用，并有白蜜之甜、米粉之甘。酸甘相配以滋阴，酸苦相配以泄热；辛甘相配以温阳；辛苦相配以通降。因此，本方不仅治蛔虫，而且能治厥阴病寒热错杂之疑难证。

二、干姜黄芩黄连人参汤证

329-359

导读：胃热脾寒，寒热相格的证治。

经文：伤寒，本自寒下，（是指治前有脾虚下利证候）。医复吐下之，（正因本有脾寒而医者不解病史，治与吐下，使脾阳更虚，复使吐下，脾虚进而加重。故脾寒，禁忌是为明理。仲景特提出，示人重视。因脾寒易为胃热所掩盖）。寒格，更逆吐下，（乃是脾寒胃热相格拒，胃热上逆则吐，脾气下陷则下利）；若食入口即吐，（是胃热气逆为之。应伴口干而苦，胃脘饥嘈，苔黄舌红等。但胃热又非纯热，而是胃热脾寒夹杂证。证为脾寒胃热，治以辛温补阳，苦寒泄降），干姜黄芩黄连人参汤主之。

方药：干姜黄芩黄连人参汤

功用：辛温补阳，苦寒泄降。

组成：干姜、黄芩、黄连、人参各三两。

用法：上药，以水六升，煮取二升，去渣，分温再服。

方义：方以姜芩连参组成。寒热并用，以清泄胃热为主。芩连用量相等，清热之力强于诸泻心汤；干姜温脾驱寒，又可起反佐作用，防治格拒，以加强芩连苦寒泄降的作用；伍以人参，补益中气，防止苦寒伤胃。四药相伍，共奏辛温补阳，苦寒泄降之功。

三、麻黄升麻汤证

330-357

导读：伤寒大下，邪热陷肺，正伤脾虚，虚实夹杂证的证治。（原文顺序略有调整）。

经文：伤寒六七日（经尽之时，医者不识证，治以）大下后，咽喉不利，唾脓血，（盖因伤寒病后，邪不得外解，反陷入里，或自然形成。因肺合皮毛，邪陷入里，内归于肺，蕴遏化热，而成肺热之证。咽喉乃肺与外界相通要冲，肺热膨胀而上冲，壅聚于喉，故咽喉不利。肺热内闭，气血壅滞，血肉腐败，故吐脓血）；手足厥逆，（因肺热内闭，阳气内郁，不得下达温煦四肢为之）；寸脉沉而迟，（因肺位最高，上以候之。肺热内闭，气血阻遏，鼓脉艰难所为）；下部脉不至，（多指尺脉不至，由在上阳气郁闭，导致阳气不得下达或脾气内虚，气血不足，充脉量小，推动气血无力为之）；泄利不止者，为难治，（由于大下后，导致脾阳虚寒，脾气下陷，而利不止。脾阳难复，预后不好，故难治。证乃寒热虚实夹杂，治予升阳举陷）。麻黄升麻汤主之。

方药：麻黄升麻汤

功用：清肺运脾，发越郁阳。

组成：麻黄（去节）二两半，升麻一两一分，当归一两一分，知母十八铢，黄芩十八铢，萎蕤（一作菖蒲）十八铢，芍药六铢，天门冬（去心）六铢，桂枝（去节）六铢，茯苓六铢，甘草（炙）六铢，石膏（碎，绵裹）六铢，白术六铢，干姜六铢。

用法：上十四味，以水一斗，先煮麻黄一两沸，去上沫，内入诸药，煮取三升，去渣，分温三服。相去如炊，三斗米顷，令尽，汗出愈。

方义：方之主要功用系发越郁阳。麻黄用量最重，与石膏、炙草配伍，发越郁阳，清泻肺热，有越婢之意；升麻升提散郁，助麻黄发散之力，且引黄芩、知母、葳蕤、天门冬、石膏、当归、芍药苦寒，趋肺，清热滋阴；桂枝、茯苓、白术、干姜、炙草温中祛寒，健脾通阳，只是用量甚少，说明脾虚之轻。诸药相配，清肺热，温脾寒，温清并用，补泻并施。但终为以清热主，温中为次。

第三节　辨厥热胜复

331-331

导读：以厥热变化推测阳气消长及预后。

经文：伤寒，先厥后发热，（此为疾病邪正相持之时，寒邪胜则肢厥，阳气来复则发热。因此，可通过临床厥热证候，可测知病之进退与预后好坏）；而利者，必自止，（因寒厥证阳虚气陷多伴下利。后发热则为阳气来复，阳复而阴退，故下利必自止）；见厥复利，（见厥，则阴气还胜，阳气虚而下陷，则复利）。

332-336

导读：厥热趋平，为阴阳趋向平衡，预后良好。

经文：伤寒病，厥五日，（阳虚不得温煦四肢，厥逆五日），热亦五日，（阳气来复，身热肢温亦五日，是阴阳平衡）。设六日当复厥，不厥者自愈，（如六日当复厥，而不厥，说明阳气来复，则身热肢温，阴阳平复而愈）。厥终不过五日，以热五日，故知自愈，（厥终五日，热复五日，亦说明阴阳以平为期，故知病愈）。

333-342

导读：厥多于热，其病为进。

经文：伤寒，厥四日，热反三日，（从时间上来看，先厥四日，热反三日，厥多热少已是阳复不及），复厥五日，其病为进。（继而又厥五日，比发热更多，表明阳复更少，阳虚更甚，病情加重，故病为进）。寒多热少，阳气退，故为进也，（是说厥多热少的病机）。

334-334

导读：虚寒厥证化热，阳热内盛的两种变证。

经文：伤寒，先厥，（是阳虚不得温煦四肢，寒盛下趋于肠为之）；后发热，下利必自止，（因阳气来复为之，故不仅厥回而发热，下利亦必自止）；而反汗出，（对厥利证而言，阳复发热是病势转愈之关键，但厥与热必须相等。若阳复太过，由寒转热，其发展一是阳复之邪热入气分，迫液外泄而出，所谓而反汗出）；咽中痛者，其喉为痹，（过多之邪热上灼咽喉、郁闭肿胀不通为之。二是过复之邪热，内迫血分，热陷于里，燥而伤津，无津化汗，所谓）发热无汗，而利必自止；若不止，（下伤血络，血肉腐败，则）必便脓血。（因过复之邪热，所致便脓血者，一般不上蒸于咽喉，故曰）便脓血者，其喉不痹。

335-341

导读：以厥热之时间，测厥证之预后。

经文：伤寒（患者在发热后，见手足厥冷，病机有二，一是热邪内郁，阳气不达；二是阳气由盛转衰，阳气失于温煦。前者属热厥，常伴胸腹灼热、口干、舌红等；后者属寒厥，多伴手足发凉、胸腹不温，或周身畏冷，口淡不渴，苔白舌淡等）。发热四日，厥反三日，复热四日，厥少热多者，（由此可知：厥少而热多，则见阳气来复，病情向好发展，故曰）其病当愈。四日至七日，（为三阴三阳传经尽时），热不除者，（是热不退者，阳复太过，为热邪有余，内转厥阴之血，血肉腐败，则）必便脓血。

336-332

导读：疑似除中证及阳复太过的变证。

经文：伤寒，（邪犯厥阴），始发热六日，厥反九日而利。（为阴盛阳虚下利）。凡厥利者，（脾胃阳虚），当不能食，今反能食者，恐为除中，（是为胃气衰败。证情不一，常以食辨之，所谓）食以索饼，（若）不发热者，知胃气尚在，必愈。恐暴热来出而复去也，（则是胃气败绝，如回光返照，必暴热即逝，当属除中死候。若）后日，脉之（诊断），其热续在者，（其发热与厥冷时间相等，阴阳趋于平衡），期之旦日（明日。得到阳气来复），夜半愈。所以然者，本发热六日，厥反九日，复发热三日，并前六日，（发热）亦为九日，与厥相应，（阴阳渐复平衡），故期之旦日夜半愈。（若）后三日脉之而脉数，（主阳气来复过盛），其热不罢者，此为热气有余，（阳气过盛血热肉腐），必发痈脓也。

337-333

导读：寒证误用寒药致成除中证。

经文：伤寒，脉迟（主寒）六七日，（此当阳气初回，利尚未止，已见微热而温，医者误认少阳"热利"），而反与黄芩汤彻其热，脉迟为寒，今与黄芩汤，复除其热，（重伤胃气），腹中应冷，当不能食，今反能食，（这绝不是胃和之象，而是胃气将绝之象），此名除中，（预后极坏），必死。

第四节　辨　厥

一、厥证的病机及证候特点

338-337

导读：厥证的病机及证候特点

经文：凡厥者，（泛指各种厥证，如寒、热、蛔、痰、水厥与冷结关元之厥等），阴阳气不相顺接，（阴气指内脏之气，阳气指四肢之气，两者不相顺接），便为厥。厥者，（由于阴阳气不相顺接，导致阳气不能正常布达，温煦四肢，故曰）手足逆冷者是也，（四肢冷是也）。

二、热厥

339-335

导读：热厥的辨证要点，治则及误治变证。

经文：伤寒，一二日至四五日，（因伤寒始发热，热邪内伏，阳郁不得外达，而）厥者，必发热，（其点出了热厥的第一个特点，手足冷但身反发热）。前热者，后必厥，（是"由热必厥"，但厥无热，系由前述热厥转化病理过程中，阳气复郁所为，又点出了热厥的第二个特点。前者热厥是手足冷而身反热；而后者"由热复厥"是但厥无热。两者不同，要加以区别）。厥深者，热亦深；厥微者，热亦微。（此提示，热厥的轻重与郁热的程度成正比，四肢厥冷愈甚，热郁内伏愈深，四肢厥冷较轻，热郁内伏亦轻。这对热厥辨证，尤有意义）。厥应下之，（治当清下，兼用承气或白虎。）而反发汗者，必口伤烂赤，（此是热厥不可发汗，医者反而发汗，则伤津助热，邪热更甚，火势上炎，则发生口伤烂赤等）。

340-339

导读：热厥轻证的两种转归。

经文：伤寒，热少微厥，（此为热厥轻证。因热少厥微，影响巅顶之阳不甚，故则）指头寒；（热郁气滞，胃气不利，则）嘿嘿不欲食；（热扰心神，则）烦躁；数日小便利，色白者，（其症主寒），此热除也。（若胃气和）欲得食，其病为愈。若厥而呕，胸胁烦满者，（则为阳郁加重，病势转剧。阳郁不得温煦四肢，则厥；胃气上逆则呕；气机不畅，扰乱心神，则胸胁烦满）；其后必便血，（因热伤下焦血络则为之）。

341-350

导读：热郁致厥证治。

经文：伤寒，脉滑而厥者，（滑脉为动数流利，与四肢厥逆同见，可断定不属虚寒，而属实热。只提脉象和厥逆，也是举脉略证候。此为）里有热。（既为热厥，为何用白虎，不用承气？因脉形流利而不涩滞，说明热燥未结实，故不用承气），白虎汤主之。

三、寒厥

342-353

导读：阳虚阴盛之寒厥证，兼表的证治。

经文：大汗出，热不去，（一般说大汗出，水液带走热量，当热去而热邪不从汗解，阳气反从汗亡；阳气外亡则经脉失却温煦，则）内拘急，（外则）四肢疼；（因阳虚阴盛，下迫大肠，又不得温煦肢身，故）又下利厥逆而恶寒者，（证乃阳虚阴盛，治当温里救逆），四逆汤主之。

343-354

导读：阳衰阴盛致厥证治。

经文：大汗，（是言大汗出量多，带走水液多，带走热量亦多，机体不能维持恒温，因而伤阳，造成阳气大伤，体温有所下降）；若大下利而厥冷者，（如大下利，丢失水液亦多，带走热量自然多，因而阳虚寒盛，不得温煦四肢，故厥冷。证为阳虚厥冷，治宜温阳回逆，恢复恒温，保障新陈代谢，维持正常生命活动），四逆汤主之。

344-351

导读：血虚寒凝致厥的证治

经文：手足厥寒，（是说肢厥较轻，其据有二：一是仅言手足，而未及四肢；二是言"厥寒"，而未曰"厥冷"，故说"肢厥较轻"）。脉细欲绝者，（因心主血脉，主血虚寒凝，不得充盈于脉中，鼓脉无力，故脉细欲绝。因此，可证明四肢失于温养。证乃血虚寒凝致厥，治以温通经脉，养血散寒），当归四逆汤主之。

方药：当归四逆汤

功用：养血通经，温经散寒。

组成：当归三两，桂枝（去皮）三两，芍药三两，细辛三两，甘草（炙）二两，通草二两，大枣（擘）二十五枚。

用法：上药，以水八升，煮取三升，去渣，温服一升，日三服。

方义：方以桂枝汤去生姜倍大枣，加当归、细辛、通草而成。当归辛温，养血和血为主药；辅以桂枝温通阳气；芍药养血和营。芍药配当归，加强养血之力；桂枝伍当归，增强温通之力；芍药配桂枝，调和营卫。细辛、通草为佐药，通血脉，散寒邪；枣草之甘为使，补中气而调诸药。诸药共奏温经散寒，养血通脉之功。

345-352

导读：血虚寒凝兼肝胃久寒证的证治。

经文：若其人内有久寒者，（接承前条，续言血虚寒凝兼久寒证的证治。病情仍以血虚寒凝为主，前条所述诸证"手足厥冷"，"脉细欲绝"，兼有久寒证候。从方中用吴茱萸、生姜分析，两药入肝胃二经，知其"寒"在肝胃无疑，推测肝胃久寒可见：干呕、吐涎沫、头痛，不能食等。证乃血虚寒凝，兼肝胃久寒，治以养血散寒，兼以温暖肝胃），宜当归四逆加吴茱萸生姜汤。

方药：当归四逆加吴茱萸生姜汤

功用：养血通脉，兼温养肝胃。

组成：当归三两，芍药三两，甘草（炙）二两，通草二两，桂枝（去皮）三两，细辛三两，生姜（切）半斤，吴茱萸二升，大枣（擘）二十五枚。

用法：上九味，以水六升，清酒六升和，煮取五升，去渣，温分五服。

方义：方以当归四逆汤，加温肝和胃通阳散寒之吴茱萸、生姜以治久寒，清酒和水煎药，增加温经散寒之功。诸药相配，共奏温养肝胃、养血通脉之功。

346-340

导读：冷结下焦致厥。（原文顺序略有调整）。

经文：（《灵枢·经脉》曰："足厥阴之脉，起于足趾丛毛之际，……抵少腹"，故小腹为厥阴经脉所属部位）。**病者手足厥冷，小腹满，按之痛者，**（乃为厥阴，阳气衰微，阴邪独盛，寒邪结于小腹寒凝收缩，气血不通所为。手足厥冷为主症，小腹满由问诊得来，按之痛由腹诊而得）。**言我不结胸，**（说明病变部位不在胸膈，而在下焦之小腹部，以资鉴别。虽然小腹满，按之痛，亦不是结胸证，而是）**此冷结在膀胱关元也，**（膀胱关元乃指下焦小腹。下焦为生气之源，冷结于下焦，周身之阳气均无所依赖，四肢不得温煦，故手足厥冷。综上证乃冷结小腹，治以温补下焦阳气，灸关元、气海穴，亦可内服四逆汤或当归四逆加吴茱萸汤，加减应用）。

347-349

导读：脉促厥逆，可用灸法。

经文：伤寒脉促，（伤寒见脉促，当辨其寒热虚实。凭脉促，有力者，为阳盛主热；脉促而无力，为阳虚主寒），**手足厥逆，**（此述脉促与手足厥逆同见，多为阴盛阳虚之证。阳虚阴盛导致阴阳气不相顺接，则四肢厥逆。综上，证乃阳虚阴盛之脉促，治宜）**可灸之，**（以通阳散寒回厥。灸法用太冲、关元、气海等穴。用药可服四逆汤，通脉四逆汤）。

四、其他厥证

痰厥

348-355

导读：痰结胸中致厥的证治。（原文顺序略有调整）。

经文：病人手足厥冷，（是痰邪郁阻胸中，阳气被遏，难以通达四肢不得温煦为之）；**心下满而烦，饥不能食者，**（因痰邪内积中焦，气机内外不通，心下满而烦，由于邪气壅塞而饮不能食为之）；**脉乍紧者，邪结在胸中，**（是辨证的要点。因痰结气滞，血行不畅使然也。证乃）**病在胸中，**（病位较高，因势利导），当须吐之，宜瓜蒂散。

349-356

导读：胃虚水停致厥的证治。

经文：伤寒，厥而心下悸，（此证候不同于阴盛阳虚，也不同于热盛阳郁，而是胃有寒饮，阳气被遏，不能达于四肢而为之。《金匮·痰饮咳嗽篇》有"水停心下，甚者则悸"之论点，可资佐证。证乃胃虚水停，）宜先治水，当服茯苓甘草汤，（温胃阳以祛水），却治其厥，（水去则厥自愈）。不尔，水渍入胃，（渗入肠中），必作利也。

350-318

导读：肝胃气滞，阳郁致厥的证治。（原文顺序略有调整）。

经文：少阴病，四逆，（是由肝胃气滞，气机不畅，阳郁于里，不能通达四肢而为之）；或泄利下重者，（此为变证要点。因肝木克脾土，导致中寒气滞所为。以上为主证，其下为或然证）。其人或咳，（因肺寒气逆为之）；或悸，（因心阳不足而作）；或小便不利，（因气化不利而为之），或腹中痛，（因寒凝于里，气机不通而为之。证乃肝胃气滞，阳郁致厥，治以疏肝理气和胃，通达郁阳），四逆散主之。

方药：四逆散

功用：疏肝和胃，透达郁阳。

组成：甘草（炙），枳实（破，水渍，炙干），柴胡，芍药。

用法：上四味，各十分，捣筛，白饮和服方寸匕，日三服。咳者，加五味子、干姜各五分，并主下利；悸者，加桂枝五分；小便不利者，加茯苓五分；腹中痛者，加附子（炮令坼）一枚；泄利下重者，先以水五升，煮薤白三升，煮取三升，去渣，以散三方寸匕，内入汤中，煮取一升半，分温再服。

方义：方以柴胡主升，疏肝解郁，透达郁阳；枳实主降，行气散结，宣通胃络；芍药、甘草抑肝和脾，益阴缓急。诸药共奏宣畅气机，透达郁阳之力，促使肝疏阳伸，肝胃调和，肢厥转温，痛消利止。

五、厥证治禁

351-330

导读：虚寒诸厥，禁用下法。（原文顺序略有调整）。

经文：诸（较多、大多之意）四逆厥者，虚家亦然，（虚家指各种虚证，从虚家亦然看，四逆厥者亦属虚寒厥证，治以温阳回厥），不可下之。（若误下之，则犯"虚者下之"之诚）。

352-347

导读：血虚致厥的治则及预后。（原文顺序略有调整）。

经文：伤寒五六日，（一般为邪传入里，化燥成实，酿成里热实证。如果水与热，结于胃，则成结胸证，肠间燥结则成腑实者，但提出）不结胸，（系医生根据腹诊检查）：腹濡，（腹部柔软，据此可知里无实邪）；脉虚（是气血亏虚，鼓脉无力所为）；复厥者，（因阳虚血少、津亏，四肢不得温养致厥。综上所见），此亡血，（血虚极甚），（治以养血温阳），不可下，下之死。（如误下，津血欲竭，预后极坏，故曰下之死）。

第五节 辨 下 利

353-358

导读：自利之先兆。依"热胀冷缩"之理，受寒后，则内向收缩。

经文：伤寒四五日，（因寒邪凝滞，气机不畅，则致）腹中痛。若转气下趋少腹者，（说明阳虚气陷，据此推断），此欲自利也。

354-371

导读：厥阴热利的证治。

经文：热利下重者，(《伤寒论》中的下利，大多包含泄泻和痢疾在内。本证所指热利，乃是热性痢疾，即《内经》之"肠澼"。由于肝胃之热，下迫大肠，湿浊热腐郁滞魄门，故患者感觉后重。证乃湿热痢疾，治以清热化湿)，白头翁汤主之。

方药：白头翁汤

功用：清热燥湿，凉肝解毒。

组成：白头翁二两，黄柏三两，黄连三两，秦皮三两。

用法：上药，以水七升，煮取二升，去渣，温服一升。不愈，更服一升。

方义：方以白头翁入肝，治厥阴热利，为君药；秦皮亦入肝，清热凉肝，为治厥阴热臣药，二药相伍，共起协同作用；连柏为佐使药，清上泻下，相得益彰。诸药均为苦寒，既清热，又燥湿。擅治肝经湿热痢，效果卓著。

355-373

导读：热利辨证的另一根据。

经文：(上接 371 条：热利下重者)，下利欲饮水者，(热利除以下重为主症外，因热邪伤津而口渴，故下利欲饮水自救。证乃厥阴热利)，以有热故也，白头翁汤主之。

356-374

导读：热结旁流下利的证治。

经文：下利谵语者，(此下利，亦是为了鉴别辨证。下利与谵语并见，谵语是实热熏蒸，神明错乱所为；下利不是由虚寒为之，而是里有燥屎的热结旁流，所谓)有燥屎也。(治则下其实热)，宜小承气汤。

357-375

导读：虚烦(邪热内郁)之证治。

经文：下利后更烦，(厥阴热利后，余热循经上犯心胸，扰乱心神，心烦转甚）；按之心下濡者，（心烦亦分虚实寒热，腹诊可以鉴别，医者以手扪之，上腹柔软，证明非有形实邪为患，而是无形之热内郁胸膈，据此确诊为"虚烦"，故曰）为虚烦也，（治以清宣郁热以除烦），宜栀子豉汤。

358-366

导读：阴盛阳虚轻证，郁冒汗解。（原文顺序略有调整）。

经文：下利清谷者，脉沉而迟，（因脾肾阳虚，清浊不分，关门不利与下利清谷；因脾虚化生血液不足，不能充脉，心肾阳气亏虚，推动血液无力，故脉沉迟。证属阳虚阴盛，但脉象不沉微，说明阳气虽虚，但不甚，不得充分温煦四肢，故）病人必微厥；（因虚阳被寒邪所郁，因而）其人面少赤，身有微热；（正因阳气虽虚而不甚，尚能与阴寒相争，故）必郁冒汗出而解。所以然者，其面戴阳，下虚故也，（戴阳系指面微赤。下虚，属于下焦阳虚。本证戴阳为虚阳郁遏，与少阴病虚阳被格于上之戴阳略有不同，故有郁冒汗解之可能。如是戴阳重证，则不会郁冒汗解）。

359-370

导读：真寒假热，阳气外亡的治法。

经文：下利清谷，（因阴寒内盛，阳虚内陷下趋大肠所为）。里寒外热，（是说下利清谷之机理，即里有真寒，外有假热）。汗出而厥者，（为辨证要点，由于阴盛阳虚，病情加重，阳虚之极而外亡所为。证乃真寒假热阳气外亡，治以急救回阳），通脉四逆汤主之。

360-372

导读：里虚寒证兼表的治则。

经文：下利，（由阴盛阳虚，不得腐熟水谷下趋大肠所为）；腹胀满，（由于脾肾阳虚，阴浊不化，气机壅滞所为）；身体疼痛者，（是邪在表。综上证乃里虚寒证兼表，治宜）先温其里，乃攻其表。温里宜四逆汤；攻表宜桂枝汤。

361-364

导读：虚寒下利兼表，误汗之变证。

经文：下利清谷，（为阳虚寒盛重症），不可攻表，（虽为兼表，亦不可治外。如误用发汗，则汗出而阳气外越，脾肾阳虚加重，阳虚不运，气机壅滞，则）汗出必胀满。

第六节　辨　呕　哕

一、辨呕

362-378

导读：肝胃虚寒，浊阴上逆证治。

经文：干呕，（因肝寒犯胃，胃气上逆所为）；吐涎沫，（是由胃阳虚寒不布，浊气上逆所为）；头痛者，（因厥阴肝经与督脉会于巅顶，邪犯厥阴肝经，经气不通，故巅顶痛。证乃肝胃虚寒，浊阴上逆，治以温降肝胃，通阳泄浊），吴茱萸汤主之。

363-377

导读：阴盛阳虚之呕的证治。

经文：呕而脉弱，（是由脾肾阳虚，胃气上逆，阳气鼓脉无力所为）；小便复利，（多伴尿清长色白是肾阳虚，失于固摄所为）；身有微热，见厥者，（是由阳虚阴盛，虚阳外浮，虚阳不得温养四肢所为。证乃阳虚阴盛呕吐，病情严重，故）难治，四逆汤主之。

364-379

导读：厥阴，阳气来复转出少阳的证治。

经文：呕而发热者，（此为邪传少阳致呕的证治。当与以下二条相联系：149条曰"伤寒五六日，呕而发热者，柴胡汤证具"，101条又曰"伤寒中风，有柴胡证，但见一证（证候）

便是，不必悉具。"此说明呕而发热，是少阳证的主要证候之一。其病机为少阳枢机不利，木火内郁，上逆于胃，故发热而呕。证乃邪传少阳致呕，治以和解少阳，和胃降逆），小柴胡汤主之。

365-376

导读：痈脓致呕的治禁。

经文：呕家，有痈脓者，（是指内有痈脓致呕，此呕是机体驱除痈脓为之，故曰）不可治呕。（若强止其呕，则违反因势利导的治则，不仅呕不止，而且导致无穷后患）。脓尽自愈，（因脓致呕，脓呕吐完，其病自罢）。

二、辨哕

366-380

导读：误治导致胃寒呕吐。（原文顺序略有调整）。

经文：伤寒，大吐大下之，（伤寒病，过用吐下，丢失水液过多，伤津损阳严重，故曰）极虚。复极汗者，（再次极度发汗，失水更多，伤津损阳更甚）。其人外气怫郁，（因体表之气，郁遏不畅，误认为表证，故）以发其汗，（促使身体极虚。复极汗，使正气更虚，为何还用汗法呢？其因："其人外气怫郁"，证见体表无汗，而有郁热之象，以发其汗）；复与之水，因得哕，（复与水液不能为中阳所化，胃气上逆，而致哕）。所以然者，胃中寒冷故也。

367-381

导读：实邪致哕的治则。

经文：伤寒，哕而腹满，（证候有寒热虚实之辨，哕而腹满属实。胃热而壅滞故腹满，胃气上逆故哕。证乃实热，治以清热祛实。但不知病位在前或在后。需要）视其前后，知何部不利，利之即愈。（视其前后，以察病在何部。如前部不利，则利小便，如后部不利，则通其大便，实邪祛则哕逆自愈）。

第七节　预　　后

一、厥阴寒证愈候辨

368-329

导读：厥阴病阳复口渴的调护。

经文：厥阴病，渴欲饮水者，（应当首辨渴欲饮水性质。本条所述，是厥阴虚寒证，阳气乍复，化生津液不多，胃津略感不足，故渴欲饮水加以补充），少少与之愈，（故少少与之，控制饮量，补充胃津，即可向愈）。

369-360

导读：厥阴病，寒利自愈的证脉。

经文：下利，（仅此一证，难断性质），有微热而渴，脉弱者，（微热为阳复之兆，脉弱标志邪热已衰。证脉会参，预后甚好。故曰）今自愈。

370-361

导读：寒利将愈之证脉，及未解脉象。（原文顺序略有调整）。

经文：下利，（多为寒利），有微热汗出，（系由阳乍复。温煦肌腠，化津为汗）；脉数，（主热。综上证乃阳气乍复，预后甚好，故曰）今自愈；设复紧，（可知原为脉紧，现今复紧，是由阳复不得，阴寒复胜，故曰）为未解。

二、厥阴虚寒证死候辨

371-343

导读：寒厥用灸法，若厥不回者死。

经文：伤寒六七日，脉微，（主寒，阳虚，鼓脉无力为之）；手足厥冷，（阳虚不得温煦四肢所为）；烦躁，（阳虚将衰，心神无主所为。证乃寒厥危重，煎汤回阳，恐来不及，应急用）灸厥阴，（若阳气急救，四肢不转温，所谓）厥不还者，（预后极坏，则）死。

372-344

导读：阴寒内盛，虚阳外越者，死。

经文：伤寒发热，（厥阴病为虚寒证，临床发热，多为阳复之象，但亦有虚阳外越。必须具体分析，方可断证。若阳虚发热，则厥回利止，今）下利厥逆，（可知非阳复，而是阴盛阳浮，加之）躁不得卧者，（说明阳气将绝，证乃垂危，故曰）死。

373-345

导读：阴盛阳浮的死候。

经文：伤寒发热，下利至甚，（多为阳复之征，但亦有虚阳处越者，尚须具体分辨。热是阳气外越，非阳气来复。下利至甚，丢失水分过多，阴液则必竭）。厥不止者，（因阳绝不回，四肢失温养而为之，预后极坏，故曰）死。

374-346

导读：有阴无阳者死。

经文：伤寒六七日，不利，（是说原来病情不重，现在）便发热而利，其人汗出不止者，（是病情由轻加重，是由"有阴无阳"，阴阳即将离绝，病势垂危，故曰）死。（何以为然）？有阴无阳，故也，（因阴阳离绝所为）。

375-362

导读：厥阴危候，灸后的两种转归。

经文：下利，手足厥冷，无脉者，（与《伤寒论·少阴病篇》315条："利不止，厥逆无脉"雷同。但彼尚伴有"干呕烦"等证候，系由阴盛与阳药格拒所致。本证虽无格拒之象，但两者病情雷同，而病势垂危，恐药来不及，灸法适宜）。灸之不温，若脉不还，反微喘者，（是阳竭于下，气脱于上，阴阳离绝，故曰）死。少阴负趺阳者，为顺也，（因少阴趺阳为胃经脉属土，太溪为肾经脉属水，一主后天，一主先天；少阴脉负于趺阳脉者，证明胃气尚存，生化有源，即所谓"有胃气则生"。故说"少阴负趺阳者，为顺也"，此理念，对于垂危患者，诊察趺阳脉，对于辨别预后，有一定意义）。

376-368

导读：下利后脉绝，肢厥的预后。

经文：下利后，脉绝，手足厥冷，（乃是阳气暂时暴脱，不可推诿不治，须应严密观察），晬时（24 小时后）脉还，手足温者生，（即有生机），脉不还者死，（24 小时后，厥仍不回，脉仍不还，阳气完全不复，病情垂危，故曰"死"）。

377-369

导读：证虚脉实，预后不良。

经文：伤寒下利，日十余行，（属虚寒性下利，脉当微弱无力，日十余行，说明丢失水液严重，带走热量多，损伤阳气严重，阳虚较甚，阳热甚少，难以维持恒定体温，支撑生命）；脉反实者，死。（脉实不仅表明邪盛，而且胃气败绝，根本无法腐熟水谷，所谓"无胃气则死"，故断为死候）。

三、厥阴虚寒下利之转归

378-363

导读：阳复太过的变证。

经文：下利，（若为厥阴虚寒下利，脉当虚弱无力。而）寸脉反浮数，（是寒邪化热，阳气来复太过之征）。尺中自涩者，必清脓血，（是尺部脉涩而不流利，说明下焦血分损伤，热蒸营血，腐败为脓）。

379-367

导读：寒利阳复自愈，及阳复太过之变证。

经文：下利，（厥阴病，虚寒下利，最喜阳复，以阳复为顺，但阳复不可太过，以免发生变证），脉数而渴者，（脉数而渴乃是阳复之征，故脉数，口渴，预后良好，故曰）今自愈。设不差，必清脓血，（则是阳复太过，热伤小腹血络，血肉腐败，则大便下脓血。何以为然）？以有热故也，（是指血热肉腐的缘故）。

380-365

导读： 证脉合参，阳复太过之预后。

经文： 下利，（此为阴厥下利）；脉沉弦者，下重也，（沉主里寒，弦主肝脉，肝气郁滞，疏泄脾胃不利，兼致湿热蕴结，下利必见里急后重）；脉大者，为未止，（脉大与脉微弱相对而言，是说邪之盛衰。脉大邪盛，胃肠正虚，寒湿下趋，则下利未止）；脉微弱数者，为欲自止，（脉微弱主邪衰，数主阳复，故曰"为欲自止"）。虽发热，不死。（由于邪衰阳复，预后良好，故曰：不死）。

381-327

导读： 以脉推断厥阴病预后。

经文： 厥阴中风，（邪入厥阴，病邪入里。若）脉微浮，为欲愈。（乃正气趋旺，奋起抗邪，则脉微浮向愈发展）；不浮，为未愈，（乃正气不足，不能奋起抗邪，则脉不浮，仍沉，病势进展为未愈）。

382-348

导读： 邪盛里虚证难治。

经文： 发热而厥，（厥证下利并见发热者，临床见有阴盛阳衰，虚阳被格于外。亦有热邪内闭，热逼阴泄两种类型，故有寒厥、热厥之分，其病情严重。若为寒厥肢厥，下利为常见证候，如与发热并见，病机乃是虚阳外浮，随时都有离散之可能。若为热厥，热邪内闭，耗阴已甚。再加下利，阴气可泄，阴液耗速，出现阴愈伤，热愈炽，恶性循环局面，大有顷刻阴竭之象）。七日下利者，（病情发展为发热、下利并见，病情重危。综上，寒厥，热厥虽异，但都为重证，故皆）为难治。

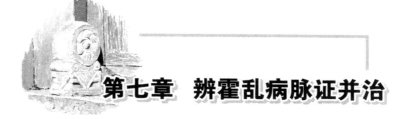

第七章 辨霍乱病脉证并治

总　论

　　霍乱是以突然发作，上吐下泻为主要证候。霍，有急骤猝然，迅猛之意；乱，即缭乱、变化之意。以发病急骤，上吐下泻，顷刻即有挥霍缭乱之状，故命名霍乱。其证候以上吐下利交替而作，包括多种急性胃肠疾病，如食物中毒，胃肠型感冒等，但与霍乱杆菌所致霍乱完全不同。

　　其发病原因，多为饮食不洁，或饥饱不节，冷热失宜，或感受暑湿，寒湿等疫疠之气，伤及脾胃，升降失司，清浊不分，气机逆乱，导致上吐下泻交作。霍乱分为湿霍乱、干霍乱两种，即上吐下泻、吐利交作者为湿霍乱；以脘腹绞痛，欲吐不吐，欲泻不泻，烦闷不安，短气汗出者为干霍乱。又因湿霍乱，复有因寒因暑之不同，故有寒霍乱，热霍乱之称。本论霍乱为湿霍乱中的寒霍乱证，包括中焦阳虚之阴盛证、外有表证、亡阳证、亡阳竭阴证。

　　本病多与外邪有关，伴有发热恶寒，头痛身痛，与太阳伤寒证类似。故仲景将本证列于六经病之后，以资鉴别。

　　383-382

　　导读：霍乱之证候。

　　经文：问曰：病有霍乱者何？（霍乱有什么特征）？答曰：呕吐而利，（此病以呕吐，下利，吐泻交作为主要证候，发病突然，变化极快，病情急剧，大有挥霍缭乱"吐下无度"，"心腹胀痛不安"之势，即以此为特征），此名霍乱。（所谓霍乱，包含多种原因所致急性胃肠病变之吐泻证，但与传染病中之霍乱完全不同）。

384-383

导读：霍乱之表里证，并与伤寒鉴别。

经文：问曰：病发热，头痛，身疼，恶寒，吐利者，此属何病？答曰：此名霍乱，（此为吐利兼表邪。病发热恶寒，头痛身疼，而不吐利者，名为伤寒，是病在于表）。霍乱自吐下，（是言其病从内而发，不受表邪之犯，病从内而外，表里不和，临床则吐利、寒热并见）。又利止，复更发热也，（若吐利止但复发热，说明里今虽和，但表证仍未解）。

385-384

导读：霍乱与伤寒的异同及转归。（为好理解，分三段论述）。

经文：伤寒，其脉微涩者，本是霍乱，今是伤寒，（是说伤寒脉微涩。因先患霍乱，经历上吐下泻，津液大伤，气血不足，今又感伤寒之邪，发热恶寒头身疼痛等，致津液气血更伤，脉道不充，鼓血无力，故伤寒脉见微涩。至于下利，伤寒与霍乱不同。伤寒受邪）却四五日，至阴经上，转入阴必利；（霍乱），本呕，下利者，不可治也。（两病治法，不可误施）。

欲似大便，而反矢气，（是说欲似大便，而反矢气，是邪气不入阴而转属阳明的反映），仍不利者，此属阳明也，（既转阳明，热燥结实，）便必硬，（可以调胃承气汤治之）。十三日愈，（然而须经两周又一日，即十三日经尽而愈也）。所以然者，经尽故也。

下利后，当便硬，（是言下利后，丢失水液过多，则伤津肠燥，大便当硬）。硬则能食者愈，（是由胃气和，尚能腐熟水谷，能够进食，"有胃气则生"，预后良好，故曰则愈）。今反不能食，（是胃气弱），到后经中，颇能食，复过一经能食，过之一日，当愈，（即上十三日，经尽自愈）。不愈者，不属阳明也，（是说后经中能食而不愈，此不属十三日经尽自愈之阳明证）。

386-385

导读： 霍乱吐利致亡阳脱液的证治。

经文： 恶寒脉微而复利，（为阳虚阴盛，已至阳衰危重之时。今下利自止，是阳气衰微，津液内竭，无物可下，故曰）利止亡血也，（本证虽见利止，但恶寒脉微仍在，并伴四肢厥冷，躁扰不安，目眶凹陷等。证乃亡阳脱液，治以固阳救脱，生津复液，补益气血），四逆加人参汤主之。

方药： 四逆加人参汤

功用： 回阳救脱，益气生津。

组成： 甘草（炙）二两，附子（生，去皮，破八片）一枚，干姜一两半，人参一两。

用法： 上药，以水三升，煮取一升二合，去渣，分温再服。

方义： 方以四逆汤加人参而成。

四逆汤取附子、干姜、炙甘草，温补中气，回阳救逆；加人参大补元气，固脱生津，挽救阴津。四味相伍，共奏回阳救脱，益气生津之功。故本方可用于亡阳虚脱，阴阳两伤及亡血津竭者，皆为适宜。

387-386

导读： 霍乱病表里寒热证之治疗。

经文： 霍乱，（以吐利等作为主要证候，若伴有）头痛发热，身疼痛（说明兼有表证，是表里同病，当照顾表里，而选用方药。若）热多欲饮水者，（伴有小便不利，为表证不解，里气不和，内挟水湿，以致气机不利，清浊不分，治以外疏内利，表里双解，使热却而吐利停止），五苓散主之；寒多不用水者，（而吐利较甚，则说明在阴分，太阴阳虚，中焦虚寒，寒湿内盛，不得运化所为。治以温中散寒，调补阴阳，以复升降），理中丸主之。

方药：理中丸

功用：温中散寒，外疏内补。

组成：人参、干姜、甘草（炙）、白术各三两。

用法：上四味，捣筛，蜜和为丸，如鸡子黄许大，以沸汤数合，和一丸，研碎，温服之，日三四，夜二服。腹中未热，益至三四丸，然不及汤。

汤法：以四物依两数切，用水八升，煮取三升，去渣，温服一升，日三服。若脐上筑者，肾气动也，去术，加桂四两；吐多者，去术，加生姜三两；下多者，还用术；悸者，加茯苓二两；渴欲得水者，加术，足前成四两半；腹中痛者，加人参，足前成四两半；寒者，加干姜，足前成四两半；腹满者，去术，加附子一枚。服汤后，如食顷，饮热粥一升许，微自温，勿发揭衣被。

方义：方以参草健脾益胃，干姜、白术，温中化湿，使脾阳振，寒湿祛，分清泌浊，则吐利自愈。此方为太阴虚寒证的主方，因其温中复阳，调理中焦阴阳之用，故名曰理中汤。可制汤或丸剂。

388-387

导读：霍乱里和表不解的证治。

经文：吐利止（说明里气已和，胃气升降恢复，霍乱主要证候已去，病势向愈发展）；**而身痛不休者，**（乃营卫不和，表邪未去。证乃里和表不解，治以）**当消息**（选择）**和解其外，宜桂枝汤小和之，**（原因有二：一为吐下之后，正气受损，中焦虚弱，虽有表邪，也不用麻黄汤峻汗；二为吐利之后，邪气亦衰，故不需麻黄峻汗。并且少少与服，以缓解其外，所谓"小和之"宜用桂枝汤）。

389-388

导读：吐利亡阳的证治。

经文：吐利，（因丢失水液，带走热量，损伤阳气，以致阴寒内盛，虚阳外亡，不得化气成液，因此阴液亦伤，进而酿成亡阳脱液证）；汗出，（由于阳虚不固所为）；发热恶寒，（由于虚阳外越所为）；四肢拘急，（由于吐利而复汗出，不仅亡阳，而阴枯，筋脉失养使然）；手足厥冷者，（由于阳虚阴盛，进而亡阳，手足失于温养所为。证乃亡阳，治以固阳救急），四逆汤主之。

390-389

导读：吐后里寒外热的证治。（原文顺序略有调整）。

经文：既吐且利，（也是吐泻交作，丢失水分过多，带走热量过多，导致脾肾阳衰，运化失司，阴寒气逆，故吐利复作，且伴）下利清谷，而大汗出，（由于阳气大伤，肌表不固所为）；小便复利，（此为本证要点。乃是亡阳不能固摄阴液所为）；内寒外热，（由于阴盛于内，迫阳于外所为）；脉微欲绝者，（由于亡阳脱液，无力鼓动血脉所为。证乃亡阳脱液，治以固阳救急），四逆汤主之。

391-390

导读：霍乱吐利阳亡阴竭的证治。

经文：吐已下断，汗出而厥，四肢拘急不解，脉微欲绝者，（若手足转温，脉跳渐增力度，则为阳回阴消，其病自愈；若吐利虽止，但是汗出厥逆仍在，四肢拘急不轻，仍旧脉微欲绝。则非阳气来复，乃因吐利丢失水液过多，造成气血俱虚，阴液涸竭所为。证乃阳亡阴竭重证，治以回阳救逆，益阴和阳），通脉四逆加猪胆汤主之。

方药：通脉四逆加猪胆汤

功用：回阳救逆，益阴和阳。

组成：甘草（炙）二两，干姜三两（强人可四两），附子

（生用，去皮，破八片）大者一枚，猪胆汁半合。

用法：上三味，以水三升，煮取一升二合，去渣，内入猪胆汁，分温后再服，其脉即来。无猪胆，以羊胆代之。

方义：方以通脉四逆汤加猪胆汁而成。其功用速破阴寒，急回欲脱之阳。加入猪胆汁咸寒而滑之品，其一取其血肉有情之品，益阴滋液，补益吐下伤亡之阴，又能制约姜附辛热劫阴之弊。即益阴和阳之意；其二，取其寒性，引热药入阴，克制盛阴对辛热药的格拒不受，此为反佐之法，亦即"甚者从之"之意。

392-391

导读：霍乱后饮食调护。

经文：吐利发汗，（此是霍乱主要证候，是病势向愈向凶，须以脉鉴别）；脉平，（脉已平和，是大邪已去，阴阳渐趋协调，表里和合，病情向愈）；小烦者，（大病初愈，尚有小烦不解，乃因霍乱吐利后之新虚，脾胃气弱不得腐熟、消化水谷之故。何以然也）？以新虚不胜谷气故也。

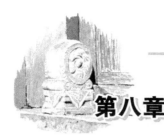

第八章 辨阴阳易差后劳复病脉证并治

总　　论

　　大病新瘥，气血亏虚，体力虚弱，应当谨慎调养。否则易致变证或复发。阴阳易，是指病后，因房事导致男女互相染易而发病。瘥后劳复病，是指饮食起居失常，过劳耗伤正气，促使疾病复发的病证。因劳累而病复发者，命名为"劳复"；因饮食不节而复发者，命名为"食复"。阴阳易，瘥后劳复病，皆由大病已退，调理不当所致。仲景列专篇，以示对调理的重视。并提出大病后慎行房事，劳逸结合，节制饮食的调理原则。并提出劳复病的辨证论治的方法，是富有积极作用的。

　　393-393

　　导读：劳复证治。

　　经文：大病差后，劳复者，（盖大病新瘥，正气尚虚，脾胃未和，气血未复，阴阳未平，故余热未清。因此必慎起居，调节饮食，以期早日康复。若妄动作劳，病则复发，发热者，谓之"劳复"。本条只言劳复病名，未提证候，若以方测证，当有心烦，或心中懊憹，上腹痞塞，或脘腹胀满等。证乃余热郁于胸膈，气机痞塞。治当清热除烦，行气消痞），**枳实栀子豉汤主之。**

　　方药：枳实栀子豉汤

功用：清热除烦，宽中行气。

组成：枳实(炙)三枚，栀子(擘)十四个，豉(绵裹)一升。

用法：上二味，以清浆水七升，空煮取四升，内入枳实、栀子，煮取二升，下豉，更煮取五六沸，去渣，温分再服。覆令微似汗。若有宿食者，内入大黄如博棋子五六枚，服之愈。

方义：栀子豉汤加重豆豉，复加枳实而成。栀子苦实泻热除烦；重用豆豉宣散透热，二药相伍，即栀子豉汤意，为清宣邪热、解郁除烦之专剂；枳实擅长宽中理气以消痰。三药相伍，旨在清宣郁热，行气消痰。

394-394

导读：瘥后复发热的治疗举例。

经文：伤寒差以后，更发热，（当分析原由，或大邪已去，余邪未尽，或因病后体虚；饮食，劳作不慎，趁里气不和，复感外邪而为。若无表里证，只是病后体虚，余热未尽。治当疏利和解，扶正祛邪），小柴胡汤主之。（若）脉浮者，（是表邪未尽），以汗解之；（若）脉沉实者，（是里有积滞，则）以下解之。

395-395

导读：瘥后，腰以下水气的证治。

经文：大病差后，（出现水肿，虚肿为多），从腰以下有水气者，（本证因大病之后，湿热壅滞于脏腑，气化不行，膀胱气化不利，水蓄于下焦，形成实性水肿。多伴膝胫足跗亦肿，或大腹肿满，小便不利等，脉沉实有力等。证乃下焦水邪壅滞，治当根据《金匮要略》之"诸有水者，腰以下肿，当利小便"），牡蛎泽泻散主之。

方药：牡蛎泽泻散

功用：清热逐水。

组成：牡蛎（熬），泽泻，蜀漆（暖水洗，去腥），葶苈子（熬），商陆根（熬），海藻（洗，去咸），栝蒌根各等分。

用法： 上七味，异捣，下筛为散，更于臼中治之，白饮和，服方寸匕，日三服。小便利，止后服。

方义： 方以泽泻、商陆根泻水利小便而治水肿；蜀漆、葶苈子开凝逐痰，破水热之结；牡蛎、海藻软坚消痰，瓜蒌根滋津液，利血脉。诸药共奏逐水清热之功。本方用散剂，旨在急药缓用，勿使助水也；白饮和服，意在保脾助胃以存津液。

396-396

导读： 瘥后虚寒喜唾的证治。

经文： 大病差后，喜唾，（是由肺脾阳虚，运化失常，水津以集，而上泛胸膈所为。喜唾是指口泛清水，喜唾为主要证候，伴有涎唾稀薄，口中不渴，喜温畏寒，小便清白，舌苔白滑等虚寒证）；久不了了，（表明肺脾虚寒，喜唾之证，为时缠绵已久。证乃虚寒喜唾），胸上有寒，当以丸药温之，（治以温运肺脾，敛津止唾），宜理中丸。

397-397

导读： 瘥后余热未清，气液两伤的证治。

经文： 伤寒（虽然同是感受寒邪，但其病转归，随人体素质而变化，阳虚体质者，多损阳化寒；阴盛体质者，多伤阴化热。今伤寒病）解后，（虽大热已退，但气液两伤，且有余热未尽，致使胃失和降，不得进食，耗气损液。故见）虚羸少气，（少气不足以息，而）气逆欲吐，（证乃气液两虚，余热未清，治以益气养阴，清泄余热），竹叶石膏汤主之。

方药： 竹叶石膏汤

功用： 清虚热，益气津。

组成： 竹叶二把，石膏一斤，半夏（洗）半升，麦门冬（去心）一升，人参二两，甘草（炙）二两，粳米半升。

用法： 上药，以水一斗，煮取六升，去渣，内入粳米，煮米熟，汤成，去米，温服一升，日三服。

方义：方以竹叶之寒，清热除烦；石膏大寒，专清阳明胃热，两药相伍，以清热除烦为主；人参益气生津；麦冬滋阴润燥以清热；粳米补中益气以养胃气；半夏辛散，和胃降逆以治呕。诸药共奏，和胃益气，生津清热之功。

先煎七味，去渣再纳粳米，煮熟去米，温服。

398-398

导读：瘥后，饮食调养。

经文：病人脉已解，（是言病瘥脉平）；而日暮微烦，（是病瘥后特点，是指每于傍晚，病人轻微心烦或微有烦热，此因人与天相应，日中阳气隆，日暮阳气衰，脾胃之气随之亦衰弱，不得消谷，导致胃气郁滞，郁积发热，热扰心神所为。何以使然）？以病新差，人强与谷，（因）脾胃气尚弱，不能消谷，故令微烦，损谷（因非宿食积滞病变，故减少饮食）则愈。

399-392

导读：阴阳易的证治。

经文：伤寒，阴阳易之为病，（大病瘥后，正气尚虚，气血未复，余热未尽。因此，必慎起居，调节饮食，以防复发。若因阴阳易（房事），男易于女，名叫阳易；女病易于男，名叫阴易；男女病，交相传易，名叫阴阳易。首冠"伤寒"是指一切外感热病）。其人身体重，少气，（病方始愈，正气未复，房事最易伤人精气为之）；少腹里急，或引阴中拘挛，（因阴分受伤，筋脉失养而为）；热上冲胸，头重不欲举，眼中生花，（伤寒余热之毒，由阴传入，毒热由于向上攻冲为之）；膝胫拘急者，（因阴血亏虚，筋脉失养所为。证乃阴阳交易，邪毒传染，治当导邪外出）烧裈散主之。

方药：烧裈散

功用：导邪外出

组成： 妇人中裈，近隐处，取烧作灰。

用法： 上药，水服方寸匕，日三服，小便即利，阴头微肿，此为愈矣。妇人病，取男子裈烧服。

方义： 裈，即裤裆。药取近隐处，烧灰取用。男女裤裆皆浊败之物也。烧灭取其通散，而又取其火尽，亦有"同气相求，导邪外出"之意。此方科学价值何在？是否应从清理下焦湿热，滋肾清热等方面寻求办法？

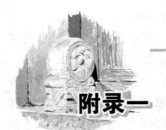

附录一 《伤寒论》113 方索引

附录二 古今剂量折算表

汉代剂量	折合中药称十六制剂量	公制
一两	一钱	3g
一升	六钱至一两	18～30g
一方寸匕	二钱至三钱	6～9g
一钱匕	五分至六分	1.5～1.8g

按：关于剂量之标准，古今不一，汉时六铢为一分，四分为一两。处方应用时，一要根据前人考证的剂量折算，二要根据临床实践灵活运用。又云"厚朴一尺"者，可折合公制30g；云"如鸡子大"，折合45g；云"若干升"者，或作容量计算，折合60～80ml为宜。其他如杏仁、桃仁、大枣、栀子、枳实、附子、水蛭、虻虫等药，以"个"计算者，均结合临床需要。君、臣、佐、使配伍，灵活运用。表中结合公制克剂量，是以中药称十六制之一两，大约折合30g计算。

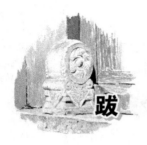

跋

　　余终日碌碌，尝迷所谓经世致用之学，游身俗物不得自拔。年四十不晓养生，不懂医药。上不能调君亲之疾，下不能养自身之病。每有小恙，必于医院颠沛流离一番。然医者虽众，而能者寡，且求者众，又闻医德医风，视生命如草芥。身体发肤，何以托付？

　　壬辰年，余伴母求治于崔师。崔师年近八旬，鹤发童颜，精神矍铄。谆谆教诲养身之法，心敬之。余惴惴不安，问拜师学艺之事，师欣然应，并励云：大医者，多半道出家，可以有为。

　　临证侍医月余，由寸关尺脉相起，点点滴滴，辨证印象。似懂非懂之际，师曰：伤寒论乃医家宝鉴，经书之用。欲尽毕生之功，以今日主流科学之精神，诠释伤寒论辨证施治理论，以助后学。

　　师以自然科学知识，恒解《伤寒论》之理，发临证之功。认为人为恒温动物，寒热虚实，悉源于始。写作不辍，终成此书。余读之，心下惶恐：若学医中道而废，何面目见崔师精进之心？遂允诺为之录入书稿，斟酌文字，议出版事宜。

　　余录文字，整书稿亦有月余。感念崔师一笔一画，注伤寒大开大合，析医理深入浅出。余虽驽钝，不明珠玑。然深晓点点滴滴，悉为心血。是书不易，难尽其书；殊为不易，更见其用。

今生幸得师尊指点，得窥中医致用之学。丈夫居则独善其身，出则怀民济世。善身自此书始，彬请勉力行之。

癸巳年八月陆学彬谨识于北京

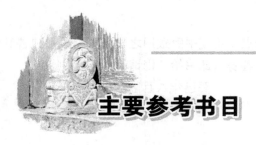

主要参考书目

1. 内经．北京：人民卫生出版社，1963
2. 李克绍．伤寒解惑论．济南：山东科学技术出版社，1978
3. 李培生．伤寒论．北京：人民卫生出版社，2008
4. 熊曼琪．伤寒论．北京：中国中医药出版社，2007
5. 姜建国．伤寒析疑．北京：科学技术文献出版社，1999
6. 刘渡舟．伤寒论诠释．天津：天津科学技术出版社，1983
7. 李培生．伤寒论讲义．上海：上海科学技术出版社，2008
8. 印会河．中医基础理论．上海：上海科学技术出版社，1984
9. 彭子益．圆运动的古中医学．北京：学苑出版社，2007
10. 汪莲石．伤寒论汇注精华．刘德荣，点校．福州：福建科学技术出版社，2002
11. 恽铁樵．群经见智录．福州：福建科学技术出版社，2006
12. 李聪甫．中医生理学之研究．北京：人民卫生出版社，1956
13. 张玉萍．伤寒论．福州：福建科学技术出版社，2012
14. 秦伯未．中医临床备要．北京：人民卫生出版社，1973